PPVMEDIEN

Frank Mellies

DRUM FITNESS

Dein individueller Trainingsplan für schnellen Erfolg

Das 10-Minuten-Training für besseres Schlagzeugspiel

Impressum

Verlag, Herausgeber und Autor machen darauf aufmerksam, dass die im vorliegenden Werk genannten Namen, Marken und Produktbezeichnungen in der Regel namens- und markenrechtlichem Schutz unterliegen. Trotz größter Sorgfalt bei der Veröffentlichung können Fehler im Text nicht ausgeschlossen werden. Verlag, Herausgeber und Autor übernehmen deshalb für fehlerhafte Angaben und deren Folgen keine Haftung. Sie sind dennoch dankbar für Verbesserungsvorschläge und Korrekturen.

PPVMEDIEN GmbH, Postfach 57, 85230 Bergkirchen (www.ppvmedien.de)
3. Auflage 2011

ISBN 978-3-941531-34-5

Druck: Westermann Druck Zwickau GmbH
Autorenfoto: Christoph Kniel & Niko Synnatzschke (www.knsy.de)

Inhaltsverzeichnis

Vorwort

Was ist „Fitness" am Schlagzeug? Der fitte Schlagzeuger ist in der Lage, ein bestimmtes Pattern in jedem Tempo, in jeder Lautstärke, an jedem Platz im Takt und über längere Zeit zu spielen. Er hat seine Bewegungsabläufe soweit perfektioniert, dass er sie beim Spielen vergessen kann. Hände und Füße wissen, was zu tun ist. So ist er frei zu grooven, sich voll auf die Musik zu konzentrieren und macht sich keinen Kopf um technische Dinge. Mit einem Wort: Der fitte Schlagzeuger ist technisch versiert.

Das allein macht ihn noch nicht zwangsläufig zum guten Schlagzeuger. Dazu braucht es noch andere Dinge wie Musikalität, Ausdruck, Persönlichkeit oder Originalität. Aber alle diese Qualitäten können sich eben erst entfalten, wenn technische Probleme beseitigt sind. Letztlich geht es um Freiheit. Freiheit von der Fessel der Unzulänglichkeit. Wer auf Krücken geht, kann nicht tanzen. Wer auf allen Vieren kriecht, kann nicht springen.

Um diese Freiheit zu erreichen, fange ich mit den Grundlagen an. Damit meine ich grundlegende Bewegungsabläufe, und das Etablieren der „inneren Uhr". Das Beherrschen dieser Grundlagen öffnet Türen, die einem trotz intensiven Übens sonst möglicherweise verschlossen bleiben. Nach dem Motto: Erst die Basis, dann der Turm. Fitness am Schlagzeug heißt also: Fitness in den Grundlagen.

Dieses Buch wendet sich an jene Schlagzeuger, die wenig Zeit zum Üben haben, aber dennoch weiterkommen wollen. Wenn der Faktor Zeit limitiert ist, steigt die Bedeutung des Faktors Qualität. Ich habe diese zwei Anforderungen in diesem Buch vereint.

Da man Bewegungsabläufe nur schwer mit Worten oder starren Bildern beschreiben kann, liegt diesem Buch eine DVD bei. Sie gibt dir Gelegenheit, die wichtigsten Bewegungsabläufe in einem langsamen Tempo ausgiebig zu betrachten und zu studieren. So kannst du alle Workouts noch leichter nachvollziehen und dich voller Elan in dein Training stürzen. Auf der zusätzlich enthaltenen Audio-CD findest du Playbacks für deine Groove-Übungen.

Viel Spaß beim Lesen und Trainieren,

Frank Mellies

Drum Fitness – dein persönlicher Trainingsplan

Der individuelle Trainingsplan ist das zentrale Erfolgsgeheimnis von Drum Fitness. Da ich weder dein Können noch deinen Tagesablauf kenne, gebe ich dir hier eine gründliche Anleitung, wie du dir deinen individuellen Trainingsplan zusammenstellen kannst und was beim Üben zu beachten ist, damit die Übezeit auch effektiv genutzt wird.

Wie oft soll ich üben?

Das Konzept dieses Buches ist so ausgelegt, dass du schon mit täglichen Workouts (Übeeinheiten) von 10 Minuten schnell Fortschritte erzielen kannst. Du kannst dieses Konzept variieren und zweimal täglich oder noch häufiger 10 Minuten üben. Selbst, wenn du 10 Workouts am Tag machen möchtest, empfehle ich dir, bei Einheiten von bis zu 10 Minuten zu bleiben und dazwischen eine kleine Pause einzulegen oder aber etwas anderes zu spielen. So bist du immer wach und fit und kannst den besten Nutzen aus der Übung ziehen.

Was kann ich lernen?

Die fünf Trainingsbereiche sind so angelegt, dass bei jedem eine bestimmte Fähigkeit schwerpunktmäßig trainiert wird:

1. Bewegung der Hände
2. Bewegung der Füße
3. Bewegungen der Hände und Füße koordinieren
4. Unabhängigkeit
5. Innere Uhr (Timing)

Es ist kein Zufall, dass die Trainingsbereiche „Hände" und „Füße" am Anfang stehen. Diesen kommt eine besondere Bedeutung zu, weil die dort vermittelten Bewegungsabläufe in den anderen drei Bereichen zum Einsatz kommen. Jeder Trainingsbereich ist wiederum in drei Levels gegliedert, die didaktisch und nach Schwierigkeitsstufen aufeinander aufbauen.

Während die ersten beiden Bereiche noch klar voneinander zu trennen sind, werden die Grenzen ab dem dritten Bereich fließend und greifen ineinander. Das heißt zum Beispiel: Koordinationsübungen sind gleichzeitig Technikübungen für Hände und Füße. Unabhängigkeitsübungen sind ebenso gleichzeitig Technikübungen *und* Koordinationsübungen *und* Timingübungen.

Mit einigen Übungen bearbeitest du also teilweise alle fünf Trainingsbereiche gleichzeitig. Aber keine Panik: Die Übungen sind so angelegt, dass du mit Hilfe der drei Levels das Maß der Komplexität deinen Fähigkeiten entsprechend gut steuern kannst. Die entsprechenden Anweisungen findest du in den Kapiteln. Wenn du alle Trainingsbereiche erfolgreich abgeschlossen hast, hast du eine solide Grundlage für jede Stilrichtung von Jazz bis Metal.

Was soll ich wie üben?

Alle Übungen in diesem Buch sind so ausgelegt, dass sie eine Einheit bilden, die 10 Minuten lang wiederholt werden soll. Wir nennen das ein **Workout**. Die Workouts stehen alle in einem Kasten mit einem Hantelsymbol:

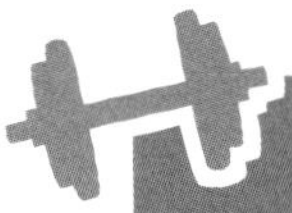

Alle Workouts in diesem Buch dauern 10 Minuten und stehen in einem Kasten mit Hantelsymbol.

Wie genau ein Workout abläuft, steht im jeweiligen Workoutkasten.

Welcher Trainingsplan ist empfehlenswert?

Hier kommt es darauf an, welche Fähigkeiten du schon hast. Wenn du noch Anfänger bist, solltest du zunächst mit den Trainingsbereichen "Hände" und „Füße" beginnen und dort die ersten Workouts in den ersten Levels durcharbeiten. Danach kannst du die Reihenfolge der Trainingsbereiche – innerhalb des ersten Levels - nach Interesse frei wählen. Die ersten Levels sind so angelegt, dass du auch als Anfänger alles gut bewältigen kannst.

Unten siehst du einen Musterplan für Anfänger (Beginner).

Ich empfehle, die Trainingseinheiten als festen Bestandteil in deinen Tagesablauf einzufügen. Es ist effektiver, täglich etwas zu machen, als einmal am Samstag oder Sonntag 2 Stunden zu üben. Entsprechend habe ich die Pläne mal als 5-Tage-Arbeitswoche angelegt. (Am Wochenende sind vermutlich Proben, Auftritte oder Party angesagt – gut so).

Der Mensch lernt durch stetige Wiederholung. Dementsprechend sieht der Plan eine ganze Woche pro Trainingsbereich vor - so kann sich die jeweilige Übung setzen. Selbst dann, wenn du zunächst noch keine hohen Tempi erreichst, werden sich die die Bewegungsabläufe „eingraben" und dein Spiel langfristig verwandeln.

Musterplan Beginner: Grundlagen

Wenn du noch nicht so viel Erfahrung hasst, ist es am sinnvollsten, wenn du erstmal mit dem folgenden Trainingsplan startest.

Musterplan Beginner: Technik – Level 1

	Montag	Dienstag	Mittwoch	Donnerstag	Freitag	Samstag	Sonntag
Woche 1	Workout 1.1.01	Workout 1.1.02	Workout 1.1.02	Workout 1.1.03	Workout 1.1.03	frei	frei
Woche 2	Workout 2.1.01	Workout 2.1.01	Workout 2.1.02	Workout 2.1.02	Workout 2.1.01	frei	frei
Woche 3	Workout 3.1.01	Workout 3.1.01	Workout 3.1.01	Workout 3.1.02	Workout 3.1.02	frei	frei

In Woche vier kannst du dann wieder von vorne beginnen, bis du bei allen Workouts die Sicherheit und Geschwindigkeit erreicht hast, die dir vorschwebt.

Wenn du pro Tag 2 oder mehr Workouts machen möchtest, könntest du natürlich entsprechend Trainingsbereiche dazunehmen oder auch einfach ein Workout zweimal machen. Je mehr Zeit du investierst, desto schneller kommst du vorwärts. Logo. Die Grenze ist nach oben immer offen.

Wie erstelle ich einen noch individuelleren Trainingsplan?

Hier siehst du weitere Musterpläne für die verschiedenen Levels. Diese Pläne sind als Vorschlag gedacht, und dir steht natürlich frei, alles deinen Umständen entsprechend anzupassen. Hauptsache, du erreichst eine Regelmäßigkeit.

Wichtig: Wenn du das erste Mal in einem Kapitel arbeitest nimm dir beim ersten Üben Zeit, die Einführung zu lesen und die Videos anzusehen.

Wenn du die dritte Woche beendet hast und weitermachen willst, kannst du "vorne" bei Woche eins mit höherem Tempo wieder anfangen. Sobald du die Workouts sicher beherrschst kannst du dann zu den folgenden Workouts und Levels übergehen. Bei Bedarf wiederholst du die Workouts, oder du gehst weiter zum nächsten, bis du alle Workouts des Levels durch hast.

Musterplan Beginner: Groove – Level 1
Du bist Anfänger, deine Hände und Füße arbeiten schon flüssig genug für einfache Rhythmen und Fill-Ins? Dann kannst du Koordination und Timing verbessern.

	Montag	Dienstag	Mittwoch	Donnerstag	Freitag	Samstag	Sonntag
Woche 1	Workout 5.1.01	Workout 5.1.01	Workout 5.1.02	Workout 5.1.02	Workout 5.1.02	frei	frei
Woche 2	Workout 3.1.01	Workout 3.1.01	Workout 3.1.01	Workout 3.1.02	Workout 3.1.02	frei	frei
Woche 3	Workout 4.1.01	Workout 4.1.01	Workout 4.1.01	Workout 4.1.01	Workout 4.1.01	frei	frei

Musterplan Fortgeschrittene: Technik – Level 2
Du bist schon fortgeschritten und möchtest anspruchsvollere Grooves und ansprechendere Fill-Ins technisch meistern.

	Montag	Dienstag	Mittwoch	Donnerstag	Freitag	Samstag	Sonntag
Woche 1	Workout 2.1.01	Workout 2.1.01	Workout 1.2.02	Workout 1.2.02	Workout 1.2.02	frei	frei
Woche 2	Workout 2.2.01	Workout 2.2.01	Workout 2.2.02	Workout 2.2.02	Workout 2.2.02	frei	frei
Woche 3	Workout 3.1.01	Workout 3.1.01	Workout 3.1.02	Workout 3.1.02	Workout 3.1.02	frei	frei

Musterplan Fortgeschrittene: Groove – Level 2

Du bist schon fortgeschritten und möchtest auch syncopierte Grooves und Fills richtig auf den Punkt spielen.

	Montag	Dienstag	Mittwoch	Donnerstag	Freitag	Samstag	Sonntag
Woche 1	Workout 5.2.01	Workout 5.2.01	Workout 5.2.01	Workout 5.2.01	Workout 5.2.01	frei	frei
Woche 2	Workout 3.2.01	Workout 3.2.01	Workout 3.2.02	Workout 3.2.02	Workout 3.2.02	frei	frei
Woche 3	Workout 4.2.01	Workout 4.2.01	Workout 4.2.01	Workout 4.2.01	Workout 4.2.01	frei	frei

Musterplan Profi: Technik – Level 3

Du bist schon länger dabei und willst die Grundlagen für richtig schnelle Doubles und Rudiments erarbeiten und am Set einsetzen?

	Montag	Dienstag	Mittwoch	Donnerstag	Freitag	Samstag	Sonntag
Woche 1	Workout 1.3.01	Workout 1.3.01	Workout 1.3.02	Workout 1.3.03	Workout 1.3.03	frei	frei
Woche 2	Workout 2.3.01	Workout 2.3.01	Workout 2.3.01	Workout 2.3.01	Workout 2.3.01	frei	frei
Woche 3	Workout 3.3.01	Workout 3.3.01	Workout 3.3.01	Workout 3.3.01	Workout 3.3.01	frei	frei

Musterplan Profi: Groove – Level 3

Du bist schon länger dabei und möchtest das definitive Uhrwerk für deine Band werden und raffinierte Grooves aus dem Ärmel schütteln?

	Montag	Dienstag	Mittwoch	Donnerstag	Freitag	Samstag	Sonntag
Woche 1	Workout 5.3.01	Workout 5.3.01	Workout 5.3.01	Workout 5.3.01	Workout 5.3.01	frei	frei
Woche 2	Workout 3.3.01	Workout 3.3.01	Workout 3.3.01	Workout 3.3.01	Workout 3.3.01	frei	frei
Woche 3	Workout 4.3.01	Workout 4.3.01	Workout 4.3.01	Workout 4.3.01	Workout 4.3.01	frei	frei

Wenn du bereits über ein gewisses technisches Niveau verfügst, kannst du die Reihenfolge frei wählen und bearbeiten, was dich besonders interessiert. Mit einer Einschränkung: Die Trainingsbereiche „Koordination", „Unabhängigkeit" und „Innere Uhr (Timing)" setzen ab Level 2 funktionierende Bewegungsabläufe voraus (Akzente, Doubles), welche in „Hände" und „Füße" vermittelt werden. Auch Fortgeschrittene sollten also zunächst prüfen, ob sie die Anforderungen in „Hände" und „Füße" bewältigen können. Wenn das gut funktioniert: Hau rein.

Vorlage-Trainingsplan

Nun kannst du entweder dem Trainingsplan „Beginner Grundlagen" folgen, einen der vorgeschlagenen Musterpläne verwenden, oder dir einen ganz eigenen Trainingsplan zusammenstellen. Unten findest du ein Formular für einen individuellen Trainingsplan, den du dir am Computer nachbauen oder einfach kopieren kannst. Hier kannst du einen Trainingsplan erstellen oder auch nur eintragen, was du bisher gearbeitet hast. So hast du einen guten Überblick.

Drum Fitness-Trainingsplan

für ______________________

	Montag	Dienstag	Mittwoch	Donnerstag	Freitag	Samstag	Sonntag
Woche 1							
Woche 2							
Woche 3							

Richtig üben – Die Übezyklen

Die beste Methode nützt nicht viel, wenn schludrig geübt wird. Oft üben wir nicht ordentlich oder einfach zu schnell. Wer aber zu schnell übt, der übt eine größtenteils falsche Bewegung und verschenkt damit wertvolle Zeit. Die Steigerung der Qualität und Effektivität des Übens ist ein wesentliches Anliegen in diesem Buch. Das Werkzeug dazu sind die zwei Übezyklen:

Zyklus A (Hände)

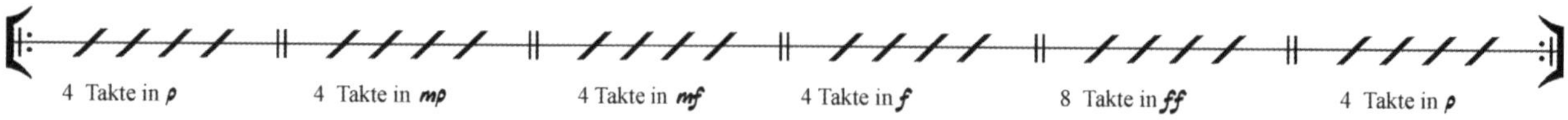

Zyklus A für amerikanische Haltung

28 Takte. Dauer bei Tempo 60 bpm (beats per minute = Schläge pro Minute): 1 Minute, 52 Sekunden

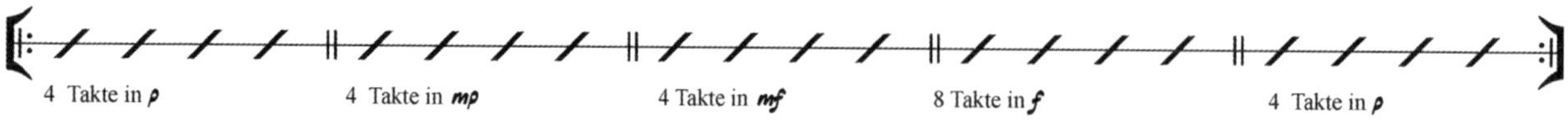

Zyklus A für französische Haltung (ohne Fortissimo)

24 Takte. Dauer bei Tempo 60 bpm: 1 Minute, 36 Sekunden

Zyklus B (Füße)

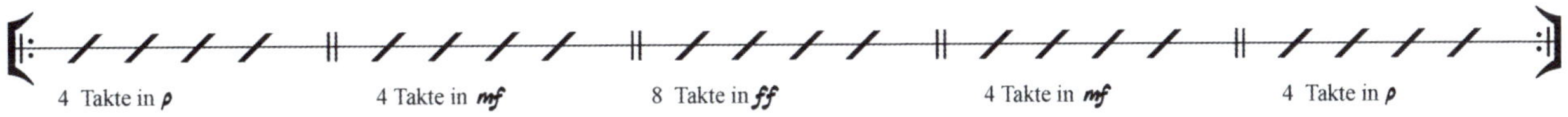

Zyklus B einfach
24 Takte. Dauer bei Tempo 60 bpm: 1 Minute, 36 Sekunden

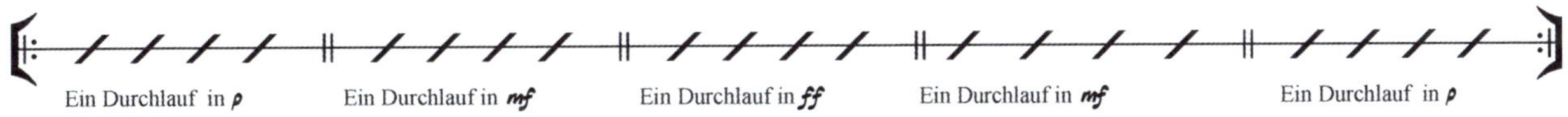
Ein Durchlauf in p
Ein Durchlauf in mf
Ein Durchlauf in ff
Ein Durchlauf in mf
Ein Durchlauf in p

Zyklus B „durch die Häuser" (zur Erklärung siehe „Permutation" in Kapitel 1.2)
Taktanzahl variiert.

Hinweise:

- Die schrägen Stiche in den Notenzeilen werden auch „Faulenzer" genannt. Sie repräsentieren die Übung, die du gerade bearbeitest.
- Beachte, dass die Taktzahlen für den „Fortissimo-Teil" verdoppelt sind. Der „Piano-Teil" erscheint am Anfang und am Ende.
- Die Zyklen für die französische Handhaltung verzichten auf den „Fortissimo-Teil", denn Fortissimo ist in dieser Haltung nicht sinnvoll. (Genaueres zu „Handhaltungen" siehe Kapitel 1, Bewegung der Hände – Einführung.)
- In den Zyklen für die Füße (Zyklus B) sind nur drei statt fünf Dynamikstufen enthalten.

Legende der Dynamikstufen:

Die Lautstärke wird hauptsächlich über die Ausholhöhe kontrolliert.

p = **piano – still, leise, zart**
In unserem Fall: so leise wie möglich. Die Stockspitzen heben sich nicht mehr als 2 Fingerbreit vom Fell.

mp = mezzopiano – mittel leise
Ausholhöhe der Stocksspitze etwa 1 bis 1½ Handbreit vom Fell.

mf = mezzoforte – mittel laut
Die lockere Mittellautstärke. Ausholhöhe der Stockspitze 2 bis 3 Handbreit. Oder besser: Stockwinkel 45 Grad. Nur Handgelenk oder Fingeraktion. Nach unten nur fallen lassen.

f = forte – laut, stark, kräftig
Maximales Bewegungsausmaß noch immer ohne Heben des Unterarmes. Nur Handgelenk oder Finger. Nach unten noch immer nur fallen lassen.

ff = fortissimo – sehr laut
Ab hier hebt und senkt sich auch der Unterarm. Nach unten je nach Bedarf Kraft hinzufügen.

Diese Übezyklen bewirken zwei Dinge:

1. Du übst immer mit der perfekten Bewegung.
2. Du übst die Dynamik so extrem wie möglich: Das heißt: So leise wie möglich und so laut wie möglich.

Auf diese Weise erarbeitest du dir für jedes Pattern den größtmöglichen Dynamik- und Tempo-Umfang. Nur so kannst du das Gelernte auch im Ernstfall und in allen Stilen einsetzen. Ein weiterer sehr wertvoller Nebeneffekt ist, dass das Problem mit „Lauter = schneller" und „leiser = langsamer" behoben wird.

Du kannst die Zyklen auf die ersten vier Trainingsbereiche anwenden. Kläre zunächst detailliert den Bewegungsablauf der jeweiligen Übung. Wenn dieser klar ist, gehst du durch den Zyklus. Ob, und welcher Zyklus zum Einsatz kommt, ist in den Workouts verzeichnet.

Halte streng die Vorgaben des Zyklus bezüglich der Längen (4 Takte piano, 4 Takte Mezzopiano ...) und der Dynamikstufen ein. Vermeide es, extra Takte anzuhängen, wenn beispielsweise der Forte-Teil nicht gut gelungen ist. Dafür gibt es zwei Gründe:

1. Diese Vorgaben helfen dir bei der Konzentration. Du merkst schnell, wenn deine Konzentration nachlässt und die Gedanken abschweifen, da du dich dann verzählen wirst oder irgendwann merkst, dass du nicht mehr weißt, wo genau im Zyklus du dich gerade befindest.
2. Wenn du darauf verzichtest, bei Nichtgelingen extra Takte anzuhängen, dann führt das dazu, dass du dich innerhalb des kurzen Abschnittes (Piano-Abschnitt, Crescendo-Abschnitt....), der dir bleibt, umso stärker konzentrierst und bemühst.

Du wirst sehen: Der konzentrierte Geist langweilt sich nicht. Wenn nach 10 Minuten die Eieruhr klingelt, wirst du denken: „Was, schon vorbei?"

Auf diese Weise wird deine Übepraxis 100-prozentig tipptopp. Und Langeweile kommt da nicht mehr auf.

Temposteigerung

Die Temposteigerungen erfolgen in sehr kleinen Schritten. Die Stufen von je 5 Prozent schneller sind kaum wahrnehmbar, und damit hast du die Chance, immer die perfekte Bewegung zu spielen. Bei einer so langsamen Steigerung kann es eine Weile dauern, bis du dein persönliches Höchsttempo erreichst, aber das macht gar nichts!

Die 5-prozentige Steigerung
ist übrigens im Kopf leicht auszurechnen:

Tempozahl geteilt durch zehn, das Ergebnis noch mal durch zwei. Fertig. Wenn das Ergebnis eine Bruchzahl ist, rundest du „kaufmännisch".

Beispiel:
67 bpm durch 10 = 6,7
6,7 durch 2 = 3,35 (gerundet 3)
also: 67 bpm plus 3 = 70 bpm

Auch, wenn du das Gefühl hast, die Übung viel schneller spielen zu können, lasse dich nicht verführen! Bleibe bei der perfekten Bewegung. Das ist hart genug. Tempo kommt von ganz alleine. Greife nicht danach. (Mir persönlich hat diese Erkenntnis sehr geholfen, weil dadurch der Leistungsdruck stark nachgelassen hat). Abgesehen davon, spielen wir sowieso höchst selten jenseits der 180 bpm („beats per minute", Schläge pro Minute). Die Bewegung muss also auch in den langsamen und mittleren Tempi rund laufen.

Außerdem findet auf Dauer durchaus eine Steigerung des Tempos statt. Und zwar in einer Qualität, die du live auch umsetzen kannst. Es geht darum, dein Spiel langfristig zu verwandeln. Aus diesem Grund habe ich auch auf die Angabe von Zieltempi bewusst verzichtet. Das lenkt nur ab.

Das Start-Tempo ist aber jeweils vorgegeben. Ich habe diese Start-Tempi bewusst sehr niedrig gewählt, um zu garantieren, dass die Bewegungen nachvollziehbar sind und perfekt laufen. Auch die Focuspunkte (siehe „Die drei Kontrollebenen" auf der nächsten Seite) sollen bei jeder einzelnen Bewegung spürbar sein. (Ich denke, es ist klar geworden, dass du hier Bewegungen übst, keine Licks). Beginne am nächsten Tag 5 Prozent schneller, notiere dein Tempo im Trainingsplan. Sollte deine Fehlerquote zehn Prozent übersteigen (so Pi mal Daumen), gehe mit dem Tempo wieder zurück.

Die drei Kontrollebenen

In den Anweisungen der Workouts steht immer folgendes: „Kontrolliere optisch, akustisch und Fokus-Punkte". Wenn du die Übungen machst, hast du drei Ebenen der Kontrolle zur Verfügung:

- **Optisch:** Mit den Augen: Sind die Bewegungsabläufe korrekt? Sehen sie so aus, wie im Video gezeigt?
- **Akustisch:** Stimmen die Dynamikstufen? Sind Akzente deutlich hörbar? Stimmt das Mikrotiming? Klingt es so, wie es *gemeint* ist? Mit einem Wort: groovt es?
- **Fokus-Punkte:** Die Fokus-Punkte sind das, was in den Bewegungsabläufen *spürbar* ist. Denn jede Bewegung fühlt sich anders an und hat ihren eigenen, charakteristischen „Kristallisationspunkt". Was genau damit gemeint ist, steht jeweils in den Beschreibungen der Bewegungsabläufe („Darauf solltest du achten"). Die Wirksamkeit dieser Fokus-Punkte ist nicht zu unterschätzen. Denn wenn du diese Fokus-Punkte bei *jeder* Bewegung *spürst* (deine Konzentration darauf fokussierst), so machst du fast zwangsläufig die richtige Bewegung.

Bevor es losgeht

Hier noch einige allgemeine Tipps, die dir helfen sollen, deine Übungen effektiv zu gestalten:

- **Die 10 Minuten müssen „netto" sein.**
  Das heißt: Besorge dir eine Eieruhr, stelle sie auf 10 Minuten (mehr geht natürlich auch), und höre nicht auf zu üben, bis die Uhr klingelt. Wenn dich irgendetwas unterbricht, das Telefon (ach nee, das ist ja ausgestellt) oder kurz was trinken oder was auch immer, dann stoppe die Eieruhr. Auch wenn du nicht explizit die Übung spielst, sondern improvisierst oder sonst was: Stoppe die Uhr. Auf diese Weise sind 10 Minuten wirklich 10 Minuten. Das ist schon viel wert.

- **Organisiere deinen Tag**
  Lege ein Zeitfenster am Tag fest, das deiner Übung gewidmet ist. Nach dem Frühstück, vor der Arbeit, nach der Arbeit. Nach der Runde mit dem Hund, vor dem Schlafengehen. Egal wann. Nur regelmäßig sollte es sein. Ein fester Bestandteil deines Tagesablaufes. Dann musst du nicht jedes Mal eine Hürde nehmen, bevor du dich zum Üben hinsetzt.

- **Organisiere dein Equipment**
  Nicht jeder hat das Glück, seinen Proberaum im Hause zu haben. Wenn du zu diesen Glücklichen gehörst: Herzlichen Glückwunsch. Wenn nicht: Vieles kannst du auch zuhause trainieren. Das Kapitel „Bewegung der Hände" zum Beispiel kannst du auf einem Pad im Schlafzimmer machen. Für „Bewegung der Füße", „Koordination" und „Unabhängigkeit" brauchst du natürlich Pedale, aber nicht zwangsläufig ein Set. Mehr als zwei Pads und zwei Pedale sind nicht nötig. „Timing" enthält viele Übungen, für die du nur deine Stimme und zwei Hände brauchst.

  Wie auch immer du dich einrichtest - das Equipment sollte bereitstehen oder mit zwei Handgriffen aufzustellen sein.

- **Sorge dafür, dass du ungestört bist**
  Tür zu, Telefon aus!

- **Steigere die Effektivität**
  Siehe „Die Übe-Zyklen", oben.

- **Nicht ärgern**
  Wenn dir eine Übung nicht auf Anhieb nicht gelingt: Nicht ärgern! Ärger versaut nur deine Stimmung, vermindert deine Konzentration und führt zu nichts. Stattdessen: einfach dranbleiben. Übung wiederholen. Denn die gute Nachricht ist: Der Erfolg ist unvermeidbar! Auch, wenn die Schritte noch so klein sind. Bleibe dran, und dein Spiel ändert sich. 100-prozentig. Das Tempo bestimmst du allein.

- **Locker bleiben**
  Wenn du übst: Vergiss Tempo und Virtuosität. Konzentriere dich auf die Bewegung! Nur die zählt.

  Wenn du spielst: Vergiss die Technik. Mache Musik. Was du an Übezeit in deine Hände und Füße gesteckt hast, werden sie dir zurückgeben. Was sie noch nicht gelernt haben, kannst du ihnen nicht auf der Bühne beibringen.

1. Bewegung der Hände

Einführung

Von Ausnahmen abgesehen, brauchen wir am Schlagzeug eigentlich nur zwei Elemente: Einzelschläge und Doppelschläge. Im Folgenden habe ich einige typische Bewegungsmuster zusammengestellt, die Einzel- und Doppelschläge für unterschiedliche Einsatzsituationen nutzbar machen:

Einzelschläge (Single-Strokes)	**Doppelschläge (Double-Strokes)**
Single-Stroke-Roll Wave-Motion Whip-Motion für Akzente Paradiddle	Double-Stroke-Roll mit der Wave-Motion oder Swing-Motion Paradiddle

Was genau hinter diesen seltsamen Wortschöpfungen steht und wie genau diese Bewegungsmuster funktionieren und wie sie eingesetzt werden, wird in den Kapiteln noch genau erklärt. Die Bewegungsabläufe sind so angelegt, dass du mit minimalem Kraftaufwand den maximalen Effekt erzielst. Der Rebound (Rückprall vom Fell) des Stockes wird effektiv genutzt, Ausholbewegungen produzieren gleichzeitig leise oder auch laute Schläge. Bei richtiger Anwendung ist der jeweils nächste Schlag bereits vorbereitet. Das macht dein Spiel leicht, geschmeidig und nicht zuletzt schnell und virtuos.

Reinform vs. Mischung

Es ist wichtig zu verstehen, dass diese Bewegungsmuster quasi die „Reinform" - man kann auch „formale Bewegung" sagen - darstellen. In der Spielsituation mischen sie sich, so dass du vielleicht selbst nicht genau sagen kannst, welche Bewegung genau du gerade machst. Und das ist auch gut so. Deine Hände kennen die „reine" Bewegung (vorausgesetzt, du hast ordentlich geübt). Sie werden intuitiv die Mischung herstellen, die gerade gebraucht wird, um den gewünschten Ausdruck herzustellen. Du wirst frei, Musik zu machen.

Richtig sitzen

Die Grundvoraussetzung für gutes Schlagzeugspiel ist natürlich die Haltung. Siehe dir dazu Video 1.01 an. Darin erkläre ich zudem auch die Handhaltung.

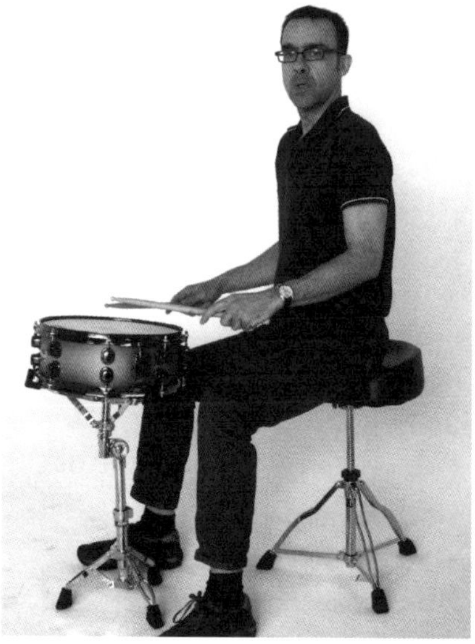

Video 1.01: Einführung: Sitzen und Stöcke halten.

Handhaltung: Französisch vs. Amerikanisch

In der französischen Handhaltung liegt der Daumen oben, das Handgelenk steht senkrecht zum Boden. Diese Haltung erlaubt den Fingern die größte Beweglichkeit.

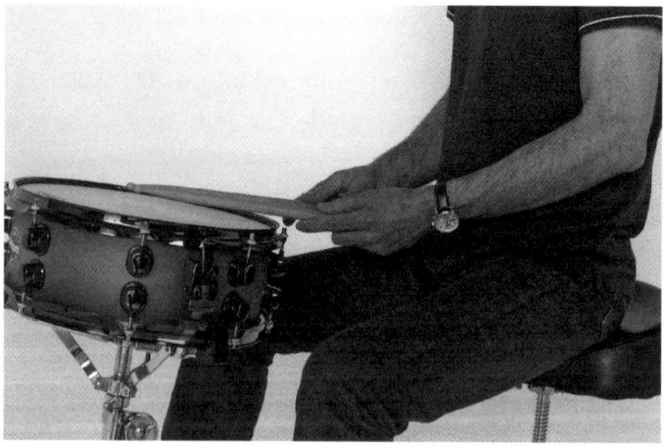

Handhaltung „französisch", seitlich

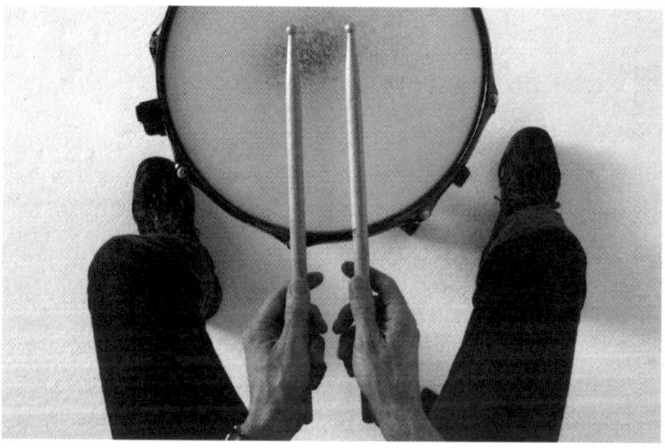

Handhaltung „französisch", von oben

In der amerikanischen Haltung ist der Daumen mehr nach innen geneigt, das Handgelenk hat einen etwa 45 Grad Winkel zum Boden. In dieser Haltung kann sich das Handgelenk besser bewegen.

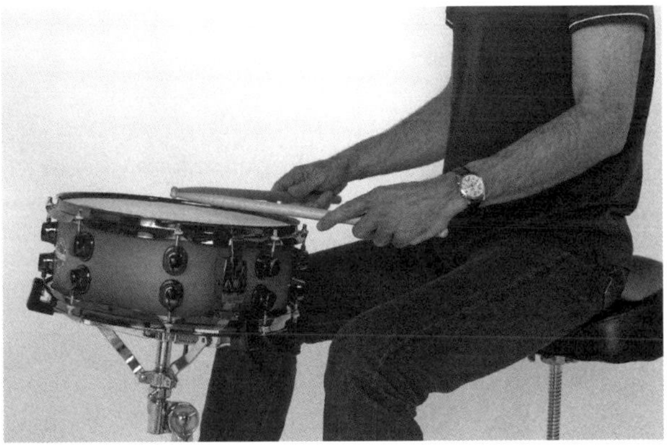

Handhaltung „amerikanisch", seitlich

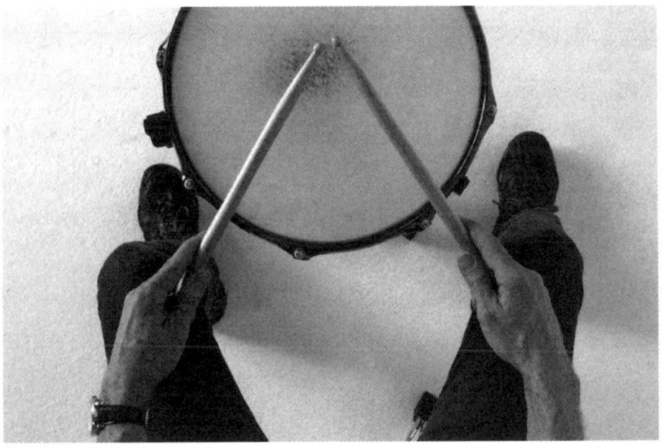

Handhaltung „amerikanisch", von oben

Die Handhaltungen sind Reinformen, die in der Spielsituation variiert werden. Du spielst nicht immer 100-prozentig „französisch" oder „amerikanisch", sondern oft auch irgendetwas dazwischen. Je nachdem, was die Spielsituation erfordert.

Sicher kann man sagen, dass die französische Haltung durch die Fingerbeweglichkeit eher für leichtes Spiel geeignet ist. Wenn es kräftiger oder rockiger wird und das Handgelenk mehr gebraucht wird, geht es eher Richtung amerikanischer Haltung. Aber Vorsicht vor allzu starren Regeln. Die Grenzen sind sehr, sehr fließend und jeder Schlagzeuger findet seinen eigenen Weg.

Aber es ist sinnvoll, die obigen Bewegungsmuster in beiden Haltungen zu beherrschen. Dann werden die Hände im Ernstfall von ganz allein die richtige Mischung herstellen.

Rudiments

Das Wort Rudiments kommt vom lateinischen „rudimentum" - „Anfang", erster Versuch", „Probestück". Wenn von Rudiments die Rede ist, wird allgemein die Sammlung der „26 American Standard Rudiments" gemeint, welche von der NARD (National Association of Rudimental Drummers), in den 1950er Jahren festgelegt wurden (inzwischen erweitert auf 40 Rudiments von der PAS - Percussive Arts Society). Dabei handelt es sich um bestimmte Schlagfolgen, die auf der Snare gespielt werden. Ihr Ursprung liegt in der Militärmusik. Sie werden als technische Übungen angesehen, die dem Schlagzeuger helfen sollen, seine Technik weiterzuentwickeln.

Die Bedeutung dieser Rudiments als Grundlage für Schlagzeugtechnik ist allgemein anerkannt und wird immer wieder betont. Allerdings ist es so, dass Rudiments nicht *Grundlage*, oder, gemäß der Definition, Anfang, sondern bereits eine sehr anspruchsvolle *Anwendung* von Technik sind. Die Bewegungsabläufe - also die Technik, die man braucht, um diese Rudiments zu spielen - sind teilweise sehr komplex. Leider werden Lernende oft mit Rudiments konfrontiert, ohne die zugrunde liegenden Bewegungsabläufe zu vermitteln. Was für den Schüler zwangsläufig unbefriedigend und frustrierend ist, weil man über gewisse Tempi einfach nicht hinauskommt.

Da wir uns hier mit den genannten, grundlegenden Bewegungsabläufen beschäftigen, habe ich nur die drei wirklich unverzichtbaren Rudiments aufgenommen. In diesem Kapitel erwarten euch:

- der Single-Stroke-Roll (Level 1),
- der Double-Stroke-Roll (Level 3) und
- der Paradiddle (Level 3).

1.1 Level 1: Einzelschläge (Single-Strokes)

Zum täglichen Brot des Drummers gehört der Einzelschlag. Die gängigere Bezeichnung ist Single-Stroke. Damit ist das abwechselnde Schlagen rechts und links gemeint oder auch eine Kette von Einzelschlägen (Strokes) in einer Hand. Zum Beispiel Achtel- oder Sechzehntel-Figuren auf der Hi-Hat.

Single-Strokes, oder auch Single-Stroke-Rolls bestehen aus zwei Bewegungselementen, die miteinander vermischt werden. Das eine ist die Handgelenkaktion. Das andere die Fingeraktion. Das „Mischungsverhältnis" zwischen diesen beiden variiert stark und ist abhängig von vielen Parametern. Zum Beispiel: Wie stark ist der Rebound? Welche Stöcke spielst du? Spielst du gerade soft oder heavy? Oder so mittel? Wie trainiert (oder wie fit) sind Handgelenk oder Finger? Beides, Handgelek- und Fingeraktion, sollte man erst getrennt üben und später zusammenführen. Wir kümmern uns zunächst um das Handgelenk.

Handgelenk-Aktion (Stroke)

Die reine Handgelenk-Bewegung nenne ich „Stroke". Je nach Dynamikstufe Full-, Half- oder Low-Stroke. Auch Ghostnotes sind häufig Strokes.

Ghostnotes sind leichte und leise Zwischenschläge, meist auf der Snare. Sie haben für den Groove keine tragende Bedeutung, wie zum Beispiel die 2 und 4 auf der Snare, und sind oft nicht wirklich gut hörbar. Aber sie „füllen" den Groove und verleihen ihm Farbe und Tiefe.

Beim Stroke liegen die Finger locker um den Stock. Nach dem Schlag fliegt der Stock, getrieben vom Rebound, wieder nach oben. Die Hand folgt ihm im gleichen Tempo. Im Idealfall ist der Griff so locker, dass der Stock durch den Aufprall in Schwingung geraten kann. Du hörst den hölzernen Eigenklang des Stockes. Natürlich nur in der „Flugphase", oben musst du den Stock ja festhalten. Die Energie nach unten soll gerade so stark sein, damit genügend Rebound erzeugt wird, den Stock wieder hochzutreiben. Erst im Fortissimo kannst du richtig Gas geben. Der Schlag endet da, wo er begann, die Stockspitze erreicht nach dem Schlag dasselbe Niveau. So bist du bereit für die nächste Aktion.

Darauf solltest du achten (Fokuspunkte):
Das Gefühl des Startimpulses im Handgelenk. Schulter und Bizeps bleiben locker. In der oberen Position liegt der Stock auf dem Handballen.

In folgendem Video ist alles noch einmal genau zu sehen.

Video 1.02: Der Stroke aus dem Handgelenk. Bewegungsablauf, Fokuspunkte, Dynamikstufen.

Anmerkung: Einige von euch werden das im Video Gezeigte vielleicht als den „Free-Stroke" kennen, wie er beispielsweise von Dom Famularo oder Claus Hessler gezeigt wird. Bevor es richtig losgeht, möchte ich eine kleine Vorübung vorstellen. Dabei geht es darum, den Impuls im Handgelenk zunächst einmal isoliert zu spüren. Auch hierzu gibt es ein kleines Video (1.03).

Video 1.03: Vorübung zum Stroke (Workout 1.1.01)

WORKOUT 1.1.01 (Siehe Video 1.03)

1. Metronom auf 50 bpm, bleibe bei diesem Tempo.
2. Übung eine Minute rechte Hand, dann eine Minute linke Hand. Dann wieder rechts usw...
3. Kontrolliere optisch, akustisch und Fokuspunkte.

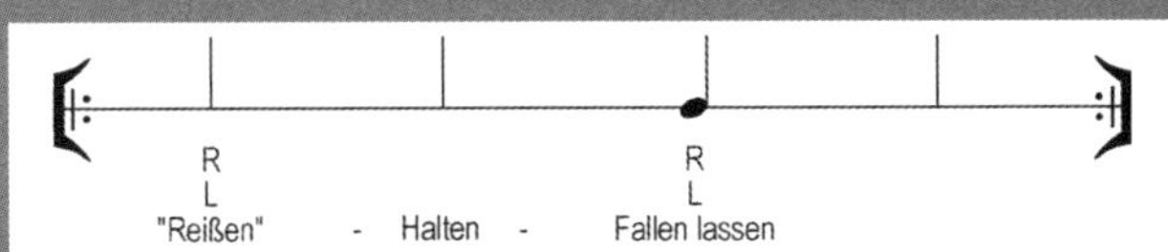

Extrem langsames Tempo, dafür volle Konzentration auf den Impuls.

Jetzt geht die Arbeit richtig los. Wenn du diese Übung beherrschst, ist dein Handgelenk richtig locker:

WORKOUT 1.1.02

1. Benutze Übezyklus A. Starttempo 50 bpm.
2. Kontrolliere optisch, akustisch und Fokuspunkte.
3. Nach zwei Zyklen: 5 Prozent schneller.
4. Notiere dein heutiges Starttempo. Beginne morgen 5 Prozent schneller.

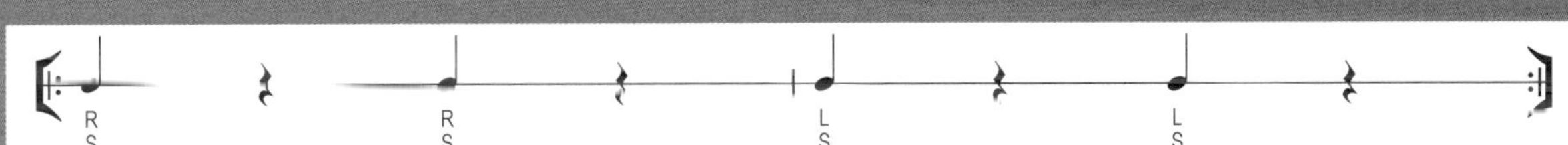

„S" steht für „Stroke"

WORKOUT 1.1.03

1. Benutze Zyklus A. Starttempo 50 bpm.
2. Kontrolliere optisch, akustisch und Fokuspunkte.
3. Nach zwei Zyklen: 5 Prozent schneller.
4. Notiere dein heutiges Starttempo. Beginne morgen 5 Prozent schneller.

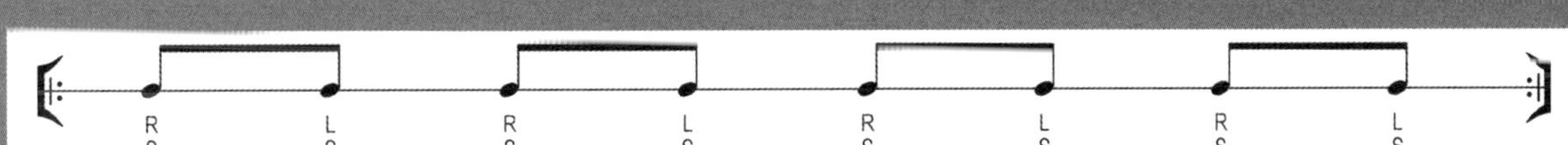

„S" steht für „Stroke"

Fingeraktion (Bounce)

Wie gesagt: Der Single-Stroke, besteht aus einer Mischung von zwei Bewegungselementen: Handgelenkaktion und Fingeraktion. In diesem Abschnitt soll es um die Finger gehen.

Die Finger bleiben ganz locker, lassen dem Stock Platz für eigenes Rebound. Naturgemäß wird der nächste Schlag, der auf das Fell „tropft", etwas schwächer. Wenn der *zu* schwach wird oder weitere Schläge ohne Akzent in derselben Hand folgen sollen (Single-Stroke-Roll), kommt etwas Fingeraktion dazu, um die Stockspitze mit dem nötigen Schwung zu versorgen, dass diese wieder einen verwertbaren Rebound erzeugen kann.

Die Regel lautet: So aktiv wie nötig, so passiv wie möglich!

Darauf solltest du achten (Fokuspunkte):

Beim aktiven Bounce: Das Gefühl des leichten Druckes beim Berühren der Finger am Stock, wenn diese den Stock in die Hand ziehen.

Beim passiven Bounce: Das Gefühl der entspannten Finger.

Zur Einführung wieder ein kleines Video:

Video 1.04: Der Bounce. Bewegungsablauf und Fokuspunkte.

Eine Vorübung für den passiven Bounce:

WORKOUT 1.1.04

1. Vier Schläge rechte Hand, dann vier Schläge linke Hand. Dann wieder rechts usw...
2. Kontrolliere optisch, akustisch und Fokuspunkte.

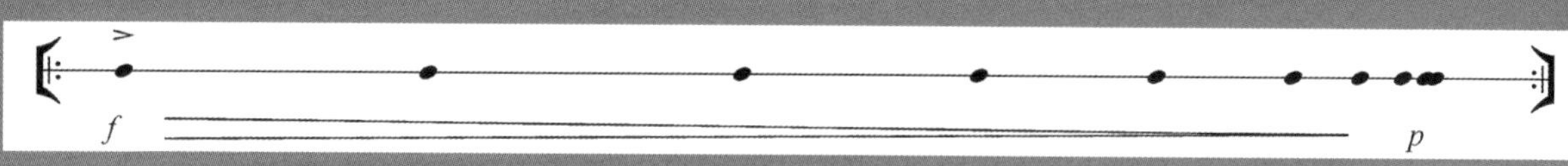

Der passive Bounce

Eine Vorübung für die Finger

Video 1.05: Fingerübung (Workout 1.1.05)

WORKOUT 1.1.05

1. Metronom auf 45 bpm, bleibe bei diesem Tempo. Mezzoforte.
2. Übung zweimal rechte Hand, dann zweimal linke Hand. Dann wieder rechts usw...
3. Kontrolliere optisch, akustisch und Fokuspunkte.

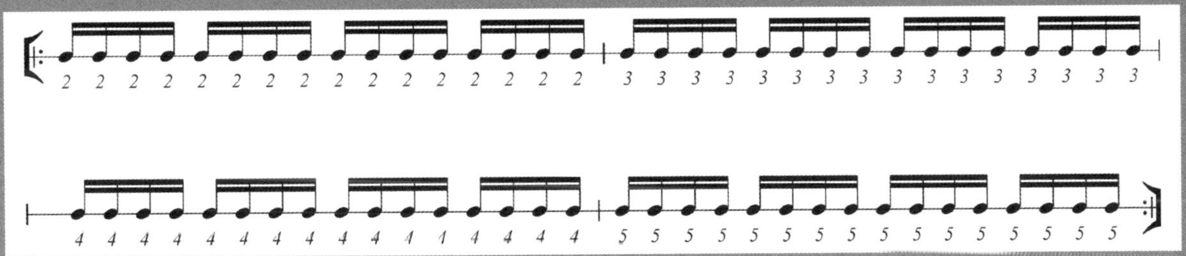

Jetzt alle Finger auf einmal und durch den Zyklus.

WORKOUT 1.1.06

1. Benutze Zyklus A. Starttempo 45 bpm.
2. Kontrolliere optisch, akustisch und Fokuspunkte.
3. Ein Zyklus rechte Hand (erste Zeile: Rechts, Rechts, Rechts....).
4. Ein Zyklus linke Hand (zweite Zeile: Links, Links, Links...).
5. Dann 5 Prozent schneller.
6. Ein Workout französische Haltung, das nächste Workout (beim nächsten Üben) amerikanische Haltung. Immer im Wechsel.
7. Notiere dein heutiges Starttempo. Beginne morgen 5 Prozent schneller.

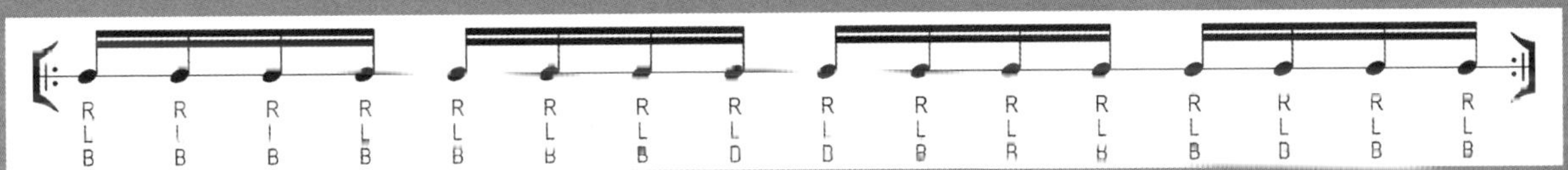

Benutze hier den aktiven Bounce („B").

WORKOUT 1.1.07

1. Benutze Zyklus A. Starttempo 45 bpm.
2. Kontrolliere optisch, akustisch und Fokuspunkte.
3. Ein Zyklus rechte Hand (erste Zeile: Rechts, Links, Rechts....).
4. Ein Zyklus linke Hand (zweite Zeile: Links, Rechts, Links...).
5. Dann 5 Prozent schneller.
6. Ein Workout französische Haltung (also ohne Fortissimo), das nächste Workout (beim nächsten Üben) amerikanische Haltung. Immer im Wechsel.
7. Notiere dein heutiges Starttempo. Beginne morgen 5 Prozent schneller.

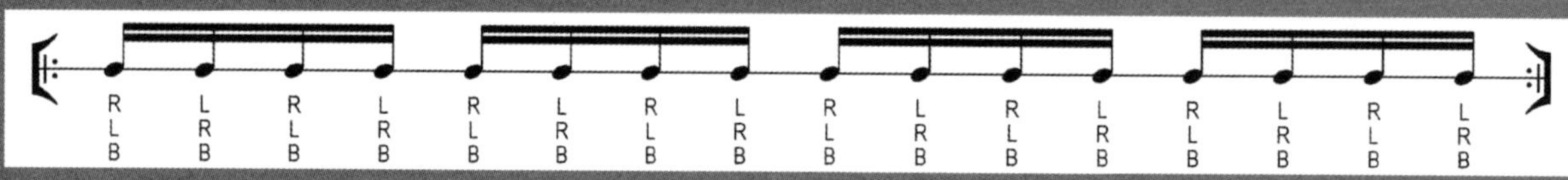

Der Single-Stroke-Roll mit reiner Fingeraktion
Benutze hier den aktiven Bounce („B").

Du beherrschst nun Single-Strokes mit reiner Handgelenkbewegung und mit reiner Fingerbewegung. Deine Hände werden im Einsatz das richtige Mischungsverhältnis finden.

1.2 Level 2: Akzentschläge mit der Whip-Motion

Wenn du Akzente spielen möchtest, also Schläge, die lauter herausstechen, brauchst du Bewegungen, die den Stock vor dem Akzent nach oben bringen und nach dem Akzent wieder unten halten. Diese Aufgaben übernehmen der Upstroke und der Downstroke. Beide miteinander kombiniert, ergeben die „Whip-Motion" („Whip" = englisch für Peitsche) Diese Bezeichnung habe ich der „Moeller-Technik" entlehnt, deren zentraler Bestandteil die so genannte „Moeller-Whip" ist. Die Bezeichnung „Whip" beschreibt sehr gut den Charakter dieser Bewegung. Es sieht tatsächlich so aus und fühlt sich so an, als würdest du mit einer Peitsche knallen.

Typische Einsatzorte sind rockige Achtel mit Viertel-Betonungen auf der Hi-Hat (Workout 1.2.04), der so genannte „Train Groove" (Workout 1.3.13 – drittes Haus) oder Akzente in Fill-Ins. Die Bewegung ist aber auch gut geeignet, auf der Snare einen fetten Backbeat auf der Zwei und Vier zu erzeugen.

Die **„Moeller-Technik"** ist nach ihrem „Erfinder" Sanford Augustus Moeller (1879 – 1962) benannt. Moeller hat die Bewegungen von Militär-Schlagzeugern analysiert und daraus seine Methode entwickelt.

Upstroke

Der Upstroke dient dem Ausholen vor einem betonten Schlag. Er startet in niedriger und endet in höherer Position. Das Handgelenk aus der niedrigen Position geht ruckartig nach oben. Die Stockspitze fällt dadurch nach unten. In der Aufwärtsbewegung entsteht so als Nebenprodukt ein leiser Schlag. Oben angekommen, „klappt" die Hand wieder in die Ausholposition und ist nun bereit für die nächste Aktion.

Darauf solltest du achten (Fokuspunkte):

Das Gefühl im Handgelenk, wenn es sich lockert und gleichzeitig hochschnellt (unter das Handgelenk schlagen), das Gefühl beim wieder „Umschlagen“ der Hand in der oberen Position. Die Finger öffnen sich nicht in der oberen Position.

Downstroke

Der Downstroke kommt aus der höheren Position (zuvor kam ein Upstroke) und dient als Akzentschlag. Das Handgelenk bewegt sich nach unten. In der niedrigsten Position „klappt“ die Hand aus dem Gelenk wieder um und verleiht dem Stock so zusätzliches Tempo. Das ist der Moment, an dem „die Peitsche knallt“. Der Rebound wird nur bis zu einem bestimmten Level zugelassen, so dass die folgenden Schläge aus geringerer Höhe kommen und damit leiser werden. Die Hand fällt hier nicht unter die Streckung, die Finger bleiben locker geschlossen.

Darauf solltest du achten (Fokuspunkte):

Das Gefühl beim letzten Umklappen der Hand, oder: „beim Knallen der Peitsche“

Aber erstmal Video gucken:

Video 1.06: Akzente mit der Whip-Motion

WORKOUT 1.2.01

1. Metronom auf 55 bpm, bleibe bei diesem Tempo.
2. Übung eine Minute rechte Hand, dann eine Minute linke Hand. Dann wieder rechts usw...
3. Kontrolliere optisch, akustisch und Fokuspunkte.
4. Ein Workout französische Haltung, das nächste Workout (beim nächsten Üben) amerikanische Haltung. Immer im Wechsel.

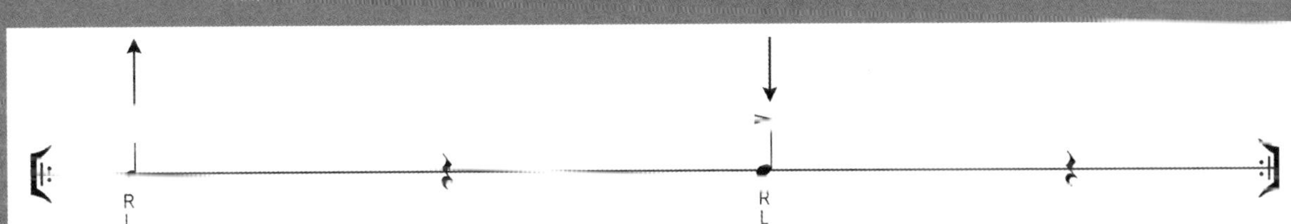

Upstroke (↑) und Downstroke (↓). Beides zusammen ergibt die „Whip-Motion“.

Das folgende Workout entspricht exakt der Bewegung, die deine Hand auf der Hi-Hat macht, wenn du Achtel spielst mit Betonungen auf dem Viertel-Puls (rockige Achtel). Das Starttempo ist jetzt noch langsam, aber schon so flott, dass die Bewegung „oben“ nicht mehr gestoppt werden muss wie im Workout 1.1.02. Es entsteht eine fließende Bewegung.

WORKOUT 1.2.02

1. Benutze Zyklus A. Starttempo 50 bpm.
2. Kontrolliere optisch, akustisch und Fokuspunkte.
3. Ein Zyklus rechte Hand, ein Zyklus linke Hand. Dann 5 Prozent schneller.
4. Ein Workout französische Haltung, das nächste Workout (beim nächsten Üben) amerikanische Haltung. Immer im Wechsel.
5. Notiere dein heutiges Starttempo. Beginne morgen 5 Prozent schneller.

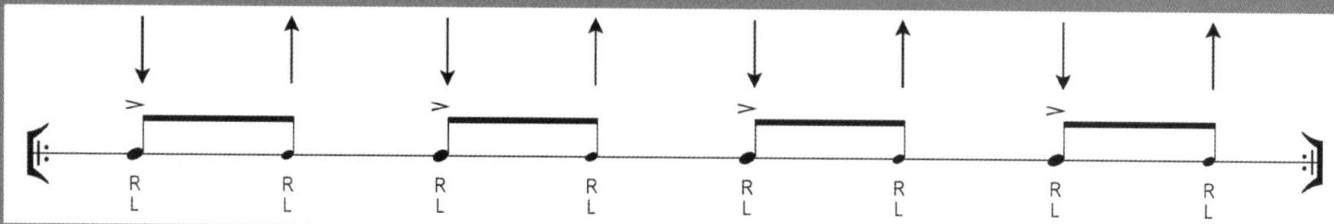

In den folgenden zwei Workouts ist der Handsatz immer abwechselnd rechte Hand – linke Hand (wie notiert). Nur der Akzent wird „permutiert", das heißt: immer um einen Platz weiter verschoben. Achte auf die sich verändernde Position des Upstroke.

Permutation (lat. permutare „(ver)tauschen"): In unserem Zusammenhang ist damit das Verschieben oder Verrücken eines Rhythmus- oder Bewegungsmusters im Takt gemeint. Der rhythmische Eindruck ist dadurch jedes Mal ein anderer, obwohl das Bewegungsmuster in sich selbst sich nicht verändert, sondern nur „verrückt" wird. Jede Permutation nenne ich ein „Haus".

Die folgenden Workouts (1.2.03 und 1.2.04) sind rhythmisch recht anspruchsvoll. Ich empfehle dir, vorher Level 2 im Trainingsbereich „Innere Uhr (Timing)" durchzuarbeiten. Die Übungen dort sind geeignet, um deine „innere Uhr" zu stärken. So wirst du in diesen Workouts hier, speziell im zweiten und vierten Haus, nicht so schnell „aus der Kurve fliegen" – sprich: den Kontakt zum Puls verlieren.

Das dritte Haus entspricht dem bekannten „Train" Groove. Es fehlt nur noch die Bassdrum auf dem Viertel-Puls.

WORKOUT 1.2.03

1. Benutze Zyklus A. Starttempo 50 bpm.
2. Kontrolliere optisch, akustisch und Fokuspunkte.
3. Nimm dir zunächst pro Workout jeweils ein oder zwei Häuser einzeln vor. Zum Beispiel: Haus eins ein Zyklus rechts (rechte Hand beginnt), einer links führend (linke Hand beginnt). Dann: Haus zwei ein Zyklus rechts, einer links führend. Dann 5 Prozent schneller.
4. Im nächsten Workout das Gleiche dann mit Haus drei und vier.

Wenn die Häuser einzeln zum Klick (also zum Metronom) gut laufen, kannst du sie im Workout zusammenfassen:

1. Jeweils einen Zyklus rechts führend durch alle Häuser. Dann links führend durch alle Häuser. Das sind 8 Zyklen. Bei 50 bpm dauert das nicht ganz 15 Minuten. Dann, heute oder morgen, 5 Prozent schneller.
2. Ein Workout französische Haltung, das nächste Workout (beim nächsten Üben) amerikanische Haltung. Immer im Wechsel.
3. Notiere dein heutiges Starttempo. Beginne morgen 5 Prozent schneller.

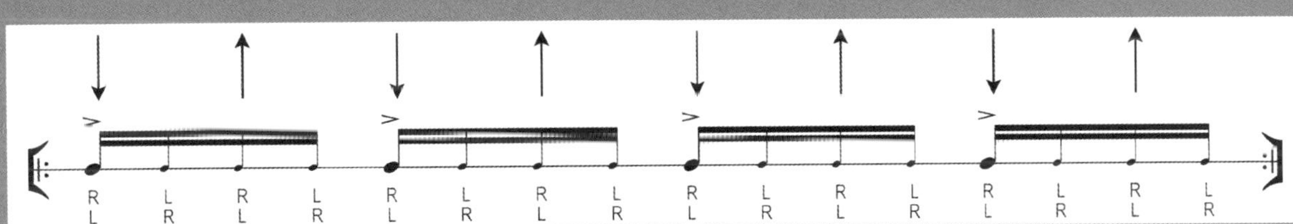

Erstes Haus

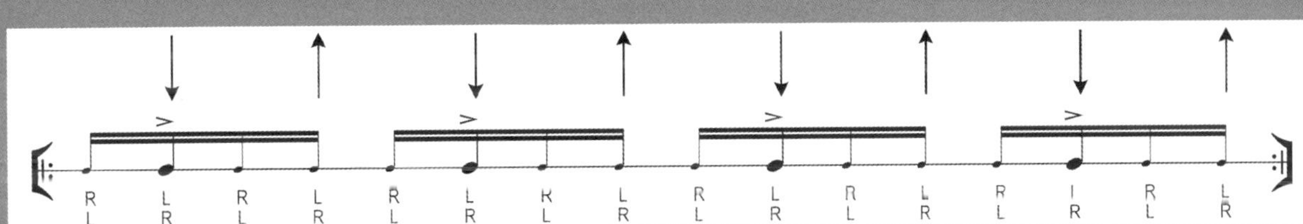

Zweites Haus

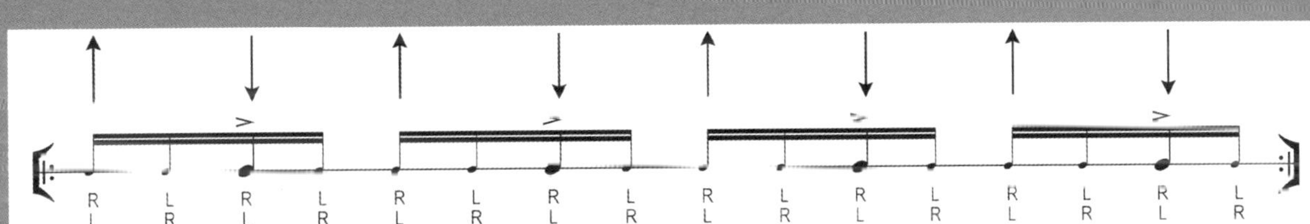

Drittes Haus

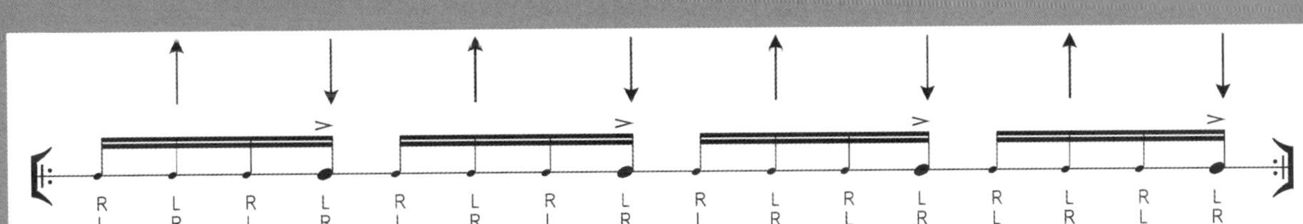

Viertes Haus

Hier kommt noch ein zweiter Akzent hinzu. Beachte, dass der jeweils erste Akzent als Stroke ausgeführt wird. Der Stock springt dadurch quasi zum nächsten Akzent.

WORKOUT 1.2.04

1. Benutze Zyklus A. Starttempo 50 bpm.
2. Kontrolliere optisch, akustisch und Fokuspunkte.
3. Nimm dir zunächst pro Workout jeweils ein oder zwei Häuser einzeln vor. Zum Beispiel: Haus eins ein Zyklus rechts (rechte Hand beginnt), einer links führend (linke Hand beginnt). Dann: Haus zwei ein Zyklus rechts, einer links führend. Dann 5 Prozent schneller.
4. Im nächsten Workout das Gleiche dann mit Haus drei und vier.

Wenn die Häuser einzeln zum Klick (also zum Metronom) gut laufen, kannst du sie im Workout zusammenfassen:

1. Jeweils einen Zyklus rechts führend durch alle Häuser. Dann links führend durch alle Häuser. Das sind 8 Zyklen. Bei 50 bpm dauert das etwa 15 Minuten. Dann, heute oder morgen, 5 Prozent schneller.
2. Ein Workout französische Haltung, das nächste Workout (beim nächsten Üben) amerikanische Haltung. Immer im Wechsel.
3. Notiere dein heutiges Starttempo. Beginne morgen 5 Prozent schneller.

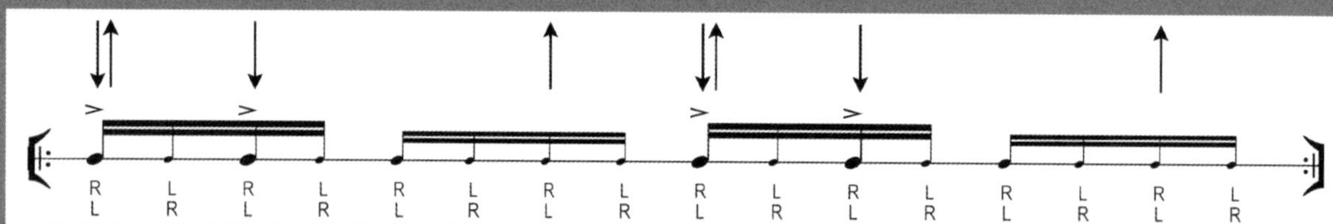

Erstes Haus

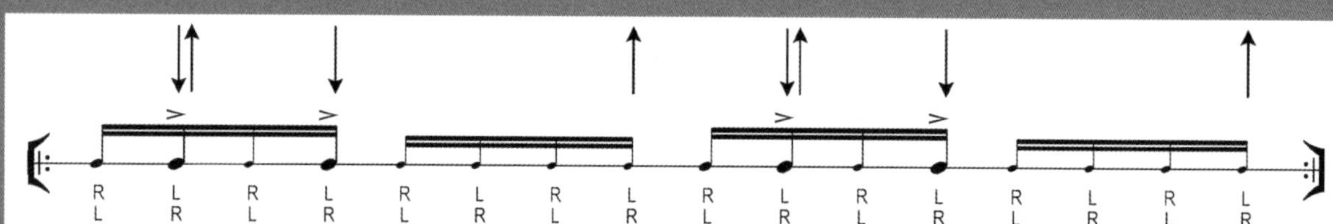

Zweites Haus

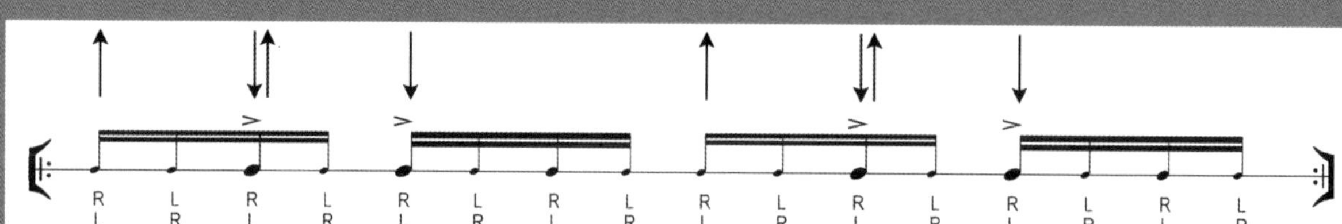

Drittes Haus

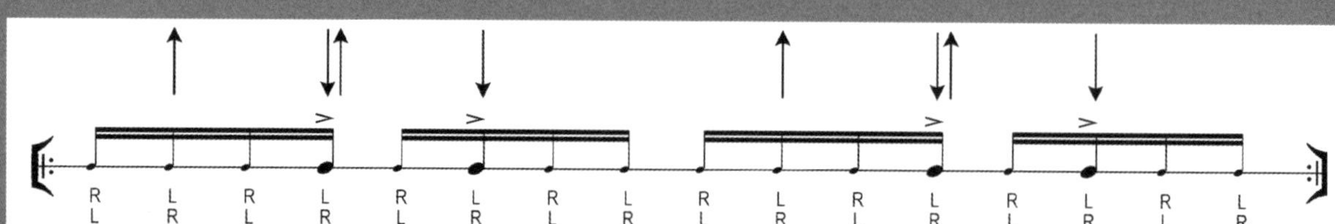

Viertes Haus

Das ist natürlich absolut nicht alles, was man zum Thema Akzente machen kann. Die Möglichkeiten, sinnvolle Übungen zu kreieren, sind schier endlos. Eine prima Übung für Fortgeschrittene ist zum Beispiel, Lesetexte wie die „Syncopation" von Ted Reed zu „interpretieren".

Hier ein Beispiel, wie solch ein Text aussieht und im Workout dazu die „Interpretation" als Akzentstudie.

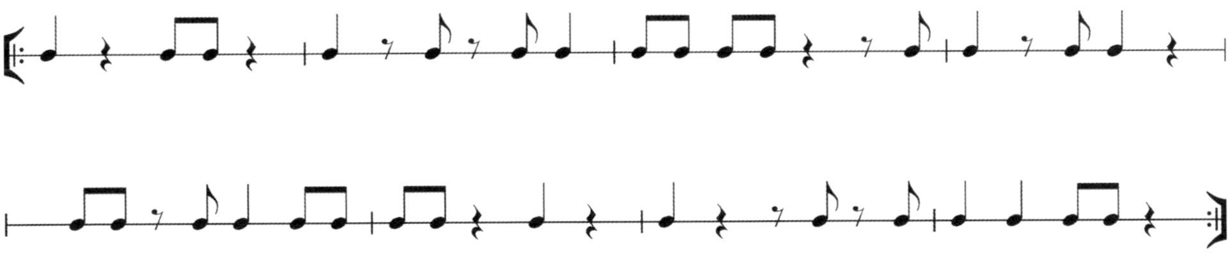

Der Notentext

WORKOUT 1.2.05
Hier ist eine Interpretation als Akzentstudie

Nimm dir erstmal die Takte einzeln vor. Dann kannst du zwei Takte zusammenfassen, dann eine Zeile, dann den ganzen Text.

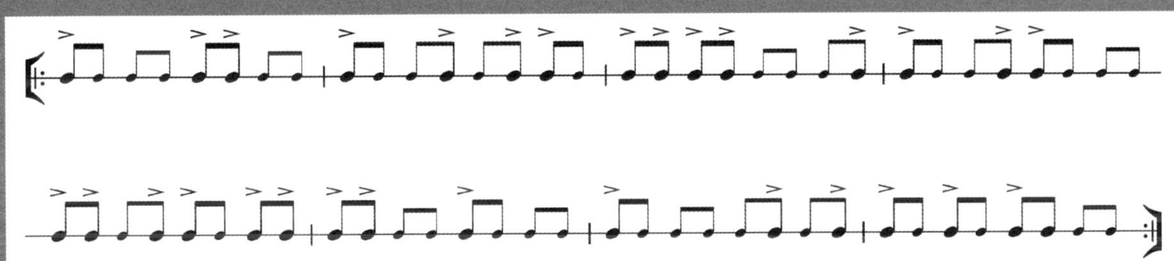

Die Interpretation

1.3 Level 3: Doppelschläge (Doubles)

Um Doppelschläge in brauchbarem Tempo zu spielen, bedarf es schon einer recht ausgefuchsten Technik. Ich möchte hier zwei typische Bewegungsabläufe vorstellen, die ich „Swing-Motion" und „Wave-Motion" genannt habe.

Der Snap

Bevor wir in die Doubles richtig einsteigen, brauchen wir noch eine Vorübung: den Snap. Die Funktion des Snap wird in Workout 1.3.05 und 1.3.10 schnell klar. Er dient als „Beimischung" in „Swing-Motion" und „Wave-Motion".

Aus der Position mit geöffneten Fingern schließen sich diese um den Stock und ziehen das Stockende an die Hand, so dass die Stockspitze nach unten auf das Fell kommt (Siehe Video 1.09). Die Kraft und Schnelligkeit, mit der du die Finger anziehst, kannst du gut dosieren. Man könnte auch sagen:

- Passiver Snap: Die Finger schließen sich einfach.
- Aktiver Snap: Die Finger schließen sich schnell und kräftig.

Nach dem Snap bleibt die Stockspitze also nahe am Fell, die Bewegung ist gestoppt. Als nächstes könnten ein Low-Stroke oder ein Upstroke ausgeführt werden.

Die Regel lautet auch hier: So aktiv wie nötig, passiv wie möglich!

Darauf solltest du achten (Fokuspunkte):

Das Gefühl beim Schließen der Finger. Die kräftige, ruckartige Bewegung, der Druck der Fingerkuppen auf dem Stock.

Video 1.07: Der Snap

WORKOUT 1.3.01 (Video 1.07)

1. Metronom auf 40 bpm, bleibe bei diesem Tempo.
2. Übung eine Minute rechte Hand, dann eine Minute linke Hand. Dann wieder rechts usw...
3. Kontrolliere optisch, akustisch und Fokuspunkte.
4. Ein Workout französische Haltung, das nächste Workout (beim nächsten Üben) amerikanische Haltung. Immer im Wechsel.

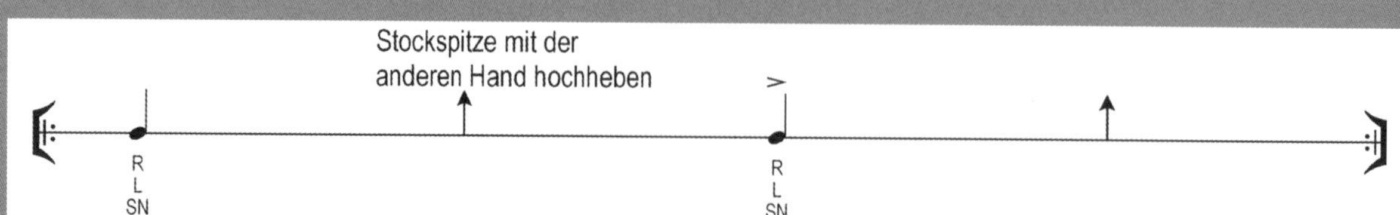

„SN" steht für „Snap".

Die „Swing-Motion"

Die „Swing-Motion" findet ihren Einsatz als Doppelschlag (Double-Stroke)-Bewegung, wenn folgend kein Akzent gespielt wird. Viele der Standard American Rudiments beinhalten Mischungen aus Singles und Doubles. Das berühmteste Rudiment ist der Paradiddle: R L R R - L R L L. (Workout 1.3.06) Und natürlich der Double-Stroke-Roll: R R L L. (Workout 1.3.04).

Der Vorteil der Swing-Motion ist, dass du für zwei Schläge nur eine Bewegung brauchst, und dass du am Ende des Double-Stroke schon in Ausholposition für den nächsten Beat bist, was Dir einen großen Zeitvorteil verschafft.

Die Swing-Motion produziert zwei Schläge.

- **Schlag eins:**
  Die Hand fällt aus dem Gelenk nach unten. Die Stockspitze fällt so auf das Fell und produziert den ersten Schlag. Die Stockspitze springt, getrieben vom Rebound, nach oben. Die Hand „fällt" weiter etwas unter die Streckung nach unten, die Finger öffnen sich automatisch, beziehungsweise lassen sich vom Stock ganz leicht „aufdrücken". Diese Phase ist sehr wichtig, weil nur so der Stock wieder in „Ausholposition" für den nächsten Schlag kommt.
  Darauf solltest du achten (Fokuspunkte): Der Stock, getrieben vom Rebound, drückt die Finger auf.
- **Schlag zwei:**
  Sofort geht's weiter. Am Ende des ersten Schlages „hängt" das Handgelenk, die Finger sind gestreckt, die Stockspitze zeigt nach oben. Die Hand bewegt sich jetzt aus dem Gelenk nach oben, dabei schließen sich automatisch die Finger. Die Stockspitze fällt wieder auf das Fell. Der Schlag entsteht quasi als „Abfallprodukt" der Ausholbewegung.
  Darauf solltest du achten (Fokuspunkte): Der Impuls im Handgelenk.

Im Video wird alles noch mal schön langsam gezeigt:

Video 1.08: Die Swing-Motion. Bewegungsablauf, Fokuspunkte, Dynamikstufen.

WORKOUT 1.3.02

1. Metronom auf 50 bpm, bleibe bei diesem Tempo. Mezzoforte.
2. Übung eine Minute rechte Hand, dann eine Minute linke Hand. Dann wieder rechts usw...
3. Kontrolliere optisch, akustisch und Fokuspunkte.
4. Ein Workout französische Haltung, das nächste Workout (beim nächsten Üben) amerikanische Haltung. Immer im Wechsel.

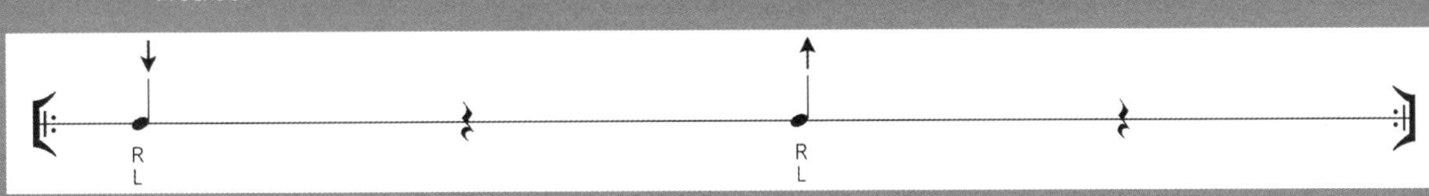

„Swing-Motion"

WORKOUT 1.3.03 A (Siehe Video 1.08)

1. Benutze Zyklus A. Starttempo 40 bpm.
2. Kontrolliere optisch, akustisch und Fokuspunkte.
3. Ein Zyklus rechte Hand, ein Zyklus linke Hand. Dann 5 Prozent schneller.
4. Ein Workout französische Haltung, das nächste Workout (beim nächsten Üben) amerikanische Haltung. Immer im Wechsel.
5. Notiere dein heutiges Starttempo. Beginne morgen 5 Prozent schneller.

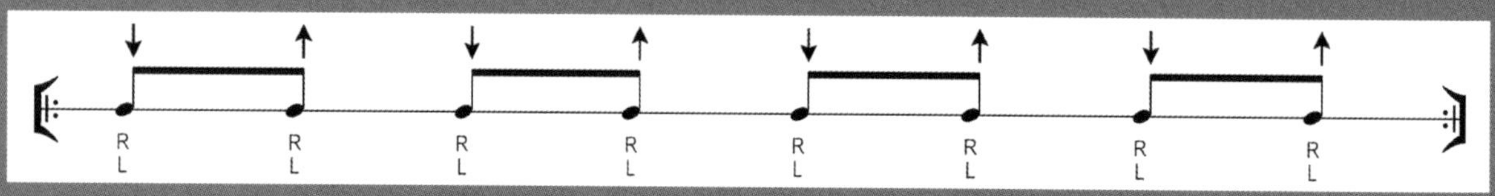

„Swing-Motion", eine Hand

Dieses Workout ist eine Variation des vorherigen Workouts 1.3.03 A. Der Rhythmus bleibt identisch, nur das Bewegungsmuster wird umgedreht, so dass die Positionen von Auf- und Abwärtsbewegung vertauscht sind.

WORKOUT 1.3.03 B

1. Benutze Zyklus A. Starttempo 40 bpm.
2. Kontrolliere optisch, akustisch und Fokuspunkte.
3. Ein Zyklus rechte Hand, ein Zyklus linke Hand. Dann 5 Prozent schneller.
4. Ein Workout französische Haltung, das nächste Workout (beim nächsten Üben) amerikanische Haltung. Immer im Wechsel.
5. Notiere dein heutiges Starttempo. Beginne morgen 5 Prozent schneller.

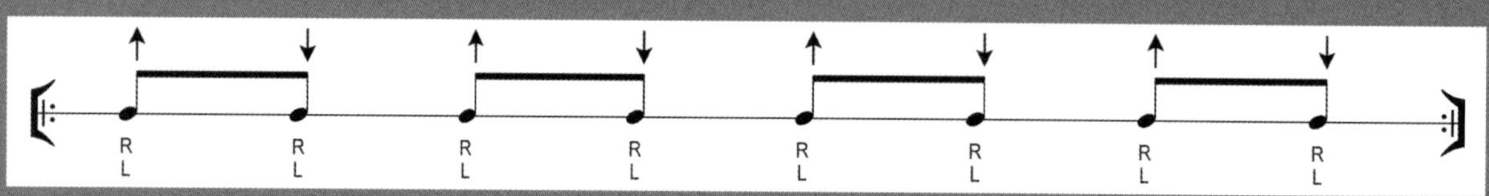

„Swing-Motion", eine Hand inverted (umgedreht)

Video 1.09: Der Double-Stroke-Roll mit Swing-Motion (Workout 1.3.04)

Jetzt geht es Richtung Double-Stroke-Roll:

WORKOUT 1.3.04 (Siehe Video 1.09)

1. Benutze Zyklus A. Starttempo 30 bpm.
2. Kontrolliere optisch, akustisch und Fokuspunkte.
3. Ein Zyklus rechte Hand, ein Zyklus linke Hand. Dann 5 Prozent schneller.
4. Ein Workout französische Haltung, das nächste Workout (beim nächsten Üben) amerikanische Haltung. Immer im Wechsel.
5. Notiere dein heutiges Starttempo. Beginne morgen 5 Prozent schneller.

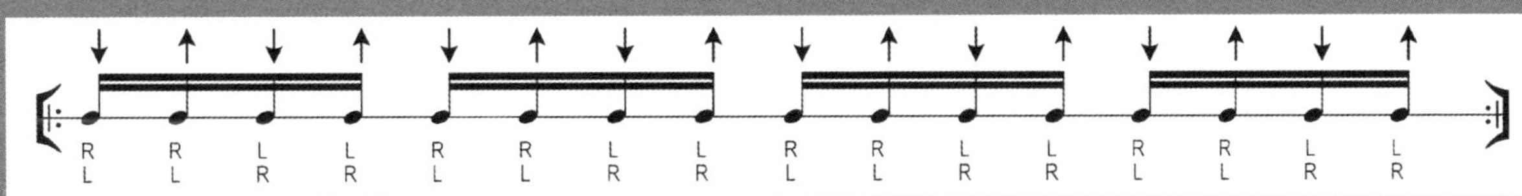

Bei Double-Stroke-Rolls ist oft das Problem, dass der jeweils zweite Schlag schwächer wird als der erste.

Die folgende Übung ist gut geeignet, dem entgegenzuwirken. Die Betonung erreichst du, indem du den „Snap-Anteil" des zweiten Schlages erhöhst. Das heißt: Du ziehst die Finger stärker aktiv in die Hand und verleihst so dem Stock mehr Schwung nach unten.

Video 1.10: Der Double-Stroke-Roll inverted (Workout 1.3.05).

WORKOUT 1.3.05

1. Benutze Zyklus A. Starttempo 30 bpm.
2. Kontrolliere optisch, akustisch und Fokuspunkte.
3. Ein Zyklus rechte Hand, ein Zyklus linke Hand. Dann 5 Prozent schneller.
4. Ein Workout französische Haltung, das nächste Workout (beim nächsten Üben) amerikanische Haltung. Immer im Wechsel.
5. Notiere dein heutiges Starttempo. Beginne morgen 5 Prozent schneller.

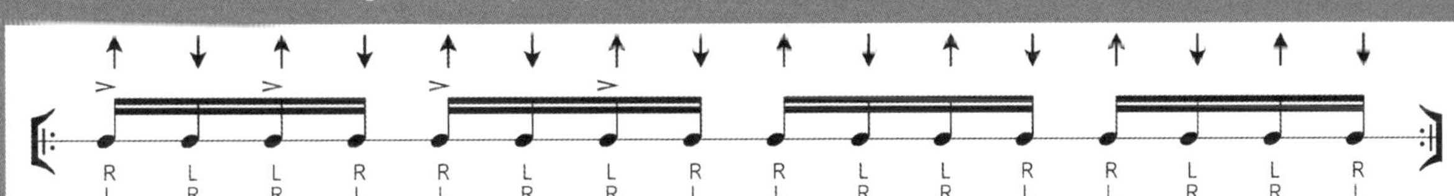

Wenn du die Doubles soweit im Griff hast (muss nicht schnell sein, nur rund soll's laufen), kannst du dir Workout 1.3.06 vornehmen. Dieses Workout ist die „berühmteste" Kombination von Single und Double-Strokes: Der Paradiddle. Hier eine Version ohne Akzent.

Video 1.11: Der Paradiddle (Workout 1.3.06).

WORKOUT 1.3.06

1. Benutze Zyklus A. Starttempo 30 bpm.
2. Kontrolliere optisch, akustisch und Fokuspunkte.
3. Ein Zyklus rechte Hand, ein Zyklus linke Hand. Dann 5 Prozent schneller.
4. Ein Workout französische Haltung, das nächste Workout (beim nächsten Üben) amerikanische Haltung. Immer im Wechsel.
5. Notiere dein heutiges Starttempo. Beginne morgen 5 Prozent schneller.

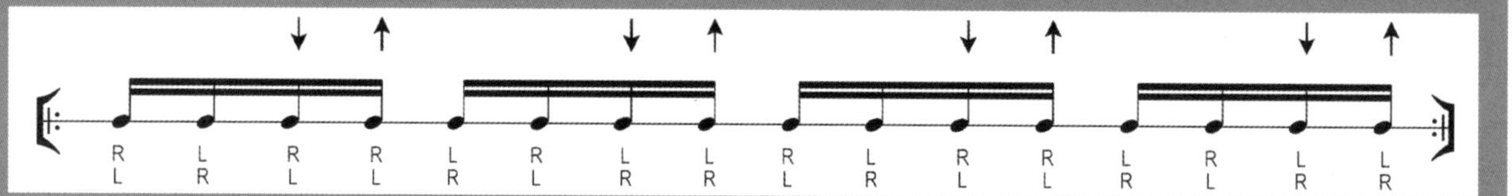

Der berühmte Paradiddle. Ohne Betonung.

Die „Wave-Motion“

Die „Wave-Motion" ist der „Whip-Motion" aus dem Kapitel 1.2 („Akzentschläge") sehr ähnlich. Der Unterschied ist, dass beim Downstroke der Stock nicht unten festgehalten wird, sondern die Hand leicht weiter nach unten fällt und die Finger sich öffnen (das kennst du bereits aus der „Swing-Motion"). Das schwächt den Akzent, der nach einem Upstroke normalerweise entsteht. Durch geschickte „Dosierung" des Upstrokes und des Snap-Anteils kannst du Akzente und Nicht-Akzente einander annähern oder auch ganz verhindern, und es entsteht eine ganz weiche und geschmeidige Wellenbewegung.

Die Wave-Motion produziert ebenso wie die Whip zwei Schläge.

- **Schlag eins: (wie bei „Swing-Motion")**
  Die Hand fällt aus dem Gelenk nach unten. Die Stockspitze fällt so auf das Fell und produziert den ersten Schlag. Die Finger öffnen sich nach diesem Schlag, behalten aber Kontakt zum Stock. Die Stockspitze springt, getrieben vom Rebound, nach oben. Die Hand „fällt" weiter etwas unter die Streckung nach unten, die Finger öffnen sich automatisch, lassen sich vom Stock ganz leicht „aufdrücken".
  Darauf solltest du achten (Fokuspunkte):
  Das Gefühl in den Fingern, wenn sie vom Stock ganz leicht aufgedrückt werden.
- **Schlag zwei**
  Sofort geht's weiter. Am Ende des ersten Schlages „hängt" das Handgelenk, die Finger sind gestreckt, die Stockspitze zeigt nach oben. Die Aufwärtsbewegung wird jetzt als Upstroke ausgeführt. Das heißt: Das Handgelenk geht ruckartig nach oben. Die Stockspitze fällt dadurch nach unten. In der Aufwärtsbewegung entsteht so als Nebenprodukt ein leiser Schlag.
  Darauf solltest du achten (Fokuspunkte):
  Das Gefühl des Impulses im Handgelenk.

Die Einsatzschwerpunkte der „Wave-Motion" sind leichte Achtel oder Sechzehntel-Bewegungen mit einer Hand, zum Beispiel auf Hi-Hat oder Ride-Becken (Workout 1.3.07), und auch der Double-Stroke-Roll (Workout 1.3.09).

Video 1.12: Die Wave-Motion.

WORKOUT 1.3.07 (Siehe Video 1.12)

1. Benutze Zyklus A. Starttempo 30 bpm.
2. Kontrolliere optisch, akustisch und Fokuspunkte.
3. Ein Zyklus rechte Hand, ein Zyklus linke Hand. Dann 5 Prozent schneller.
4. Ein Workout französische Haltung, das nächste Workout (beim nächsten Üben) amerikanische Haltung. Immer im Wechsel.
5. Notiere dein heutiges Starttempo. Beginne morgen 5 Prozent schneller.

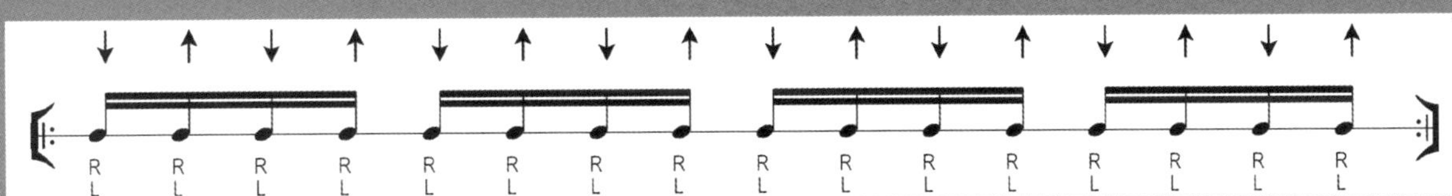

Die Wave-Motion.

WORKOUT 1.3.08

1. Benutze Zyklus A. Starttempo 30 bpm.
2. Kontrolliere optisch, akustisch und Fokuspunkte.
3. Ein Zyklus rechte Hand, ein Zyklus linke Hand. Dann 5 Prozent schneller.
4. Ein Workout französische Haltung, das nächste Workout (beim nächsten Üben) amerikanische Haltung. Immer im Wechsel.
5. Notiere dein heutiges Starttempo. Beginne morgen 5 Prozent schneller.

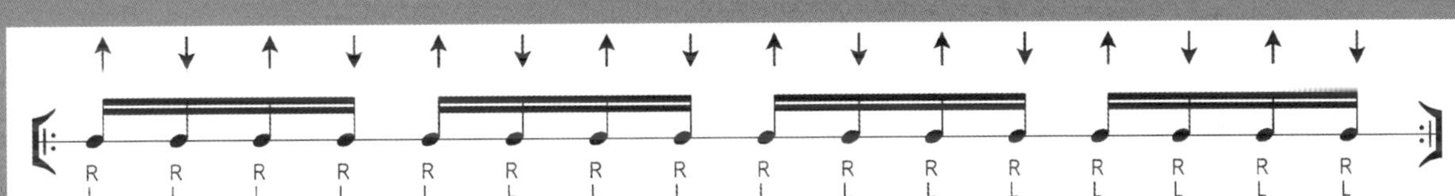

Noch mal Wave-Motion. Inverted. Die Bewegung beginnt jetzt mit dem Upstroke.

Im Trainingsbereich „Hände und Füße koordiniert" (Kapitel 3) findest du weitere Workouts, die geeignet sind, diese Bewegung im rhythmischen Zusammenhang mit den Füßen zu vertiefen.

Noch einmal Double-Stroke-Roll. Jetzt mit der Wave-Motion

Den Double-Stroke-Roll unter Verwendung der Swing-Motion hast du im entsprechenden Kapitel ja bereits kennen gelernt. Hier ist eine zweite Möglichkeit. Zwar dient der Upstroke eigentlich der Akzentvorbereitung. Aber du kannst wie oben auch hier durch geschickte Dosierung von Upstroke und Snap schön gleichmäßige Schläge produzieren, und es entsteht ein schöner Double-Stroke-Roll. Ich persönlich mag für längere Rolls diese Form lieber, weil sie sich für mich weicher und geschmeidiger anfühlt.

Video 1.13: Der Double-Stroke-Roll unter Verwendung der Wave-Motion (Workout 1.3.09).

WORKOUT 1.3.09 (Siehe Video 1.13)

1. Benutze Zyklus A. Starttempo 30 bpm.
2. Kontrolliere optisch, akustisch und Fokuspunkte.
3. Ein Zyklus rechte Hand, ein Zyklus linke Hand. Dann 5 Prozent schneller.
4. Ein Workout französische Haltung, das nächste Workout (beim nächsten Üben) amerikanische Haltung. Immer im Wechsel.
5. Notiere dein heutiges Starttempo. Beginne morgen 5 Prozent schneller.

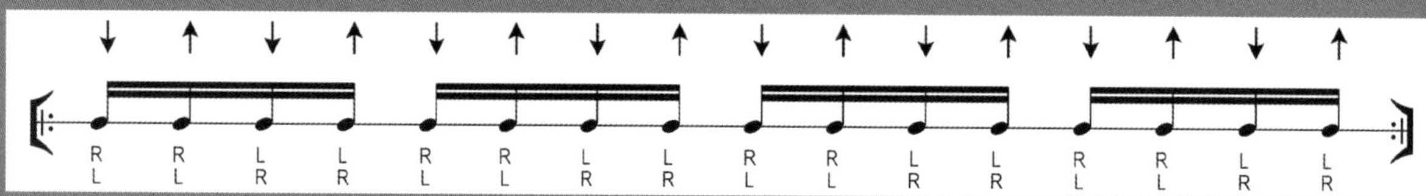

Der Double-Stroke-Roll unter Verwendung der Wave-Motion.

Wie beim „Swing-Double-Stroke-Roll" auch hier wieder die Übung, die das Problem des schwächeren zweiten Schlages bearbeitet, indem sich der Snap-Anteil erhöht.

WORKOUT 1.3.10

1. Benutze Zyklus A. Starttempo 30 bpm.
2. Kontrolliere optisch, akustisch und Fokuspunkte.
3. Ein Zyklus rechte Hand, ein Zyklus linke Hand. Dann 5 Prozent schneller.
4. Ein Workout französische Haltung, das nächste Workout (beim nächsten Üben) amerikanische Haltung. Immer im Wechsel.
5. Notiere dein heutiges Starttempo. Beginne morgen 5 Prozent schneller.

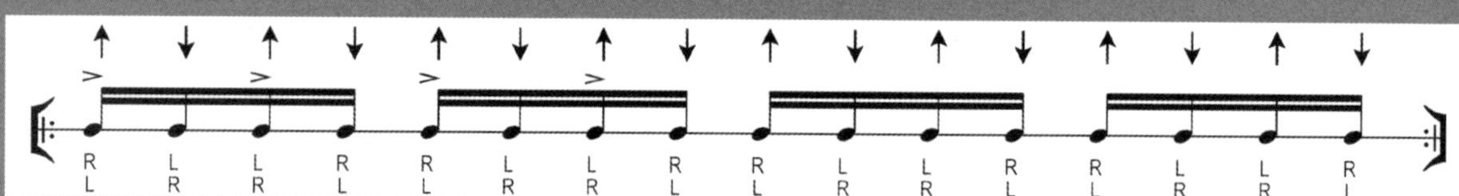

Der Double-Stroke-Roll unter Verwendung der Wave-Motion inverted. Beachte die Akzente.

Video 1.14: Der Paradiddle mit Akzent (Workout 1.3.11).

WORKOUT 1.3.11 (Siehe Video 1.14)

1. Benutze Zyklus A. Starttempo 30 bpm.
2. Kontrolliere optisch, akustisch und Fokuspunkte.
3. Ein Zyklus rechte Hand, ein Zyklus linke Hand. Dann 5 Prozent schneller.
4. Ein Workout französische Haltung, das nächste Workout (beim nächsten Üben) amerikanische Haltung. Immer im Wechsel.
5. Notiere dein heutiges Starttempo. Beginne morgen 5 Prozent schneller.

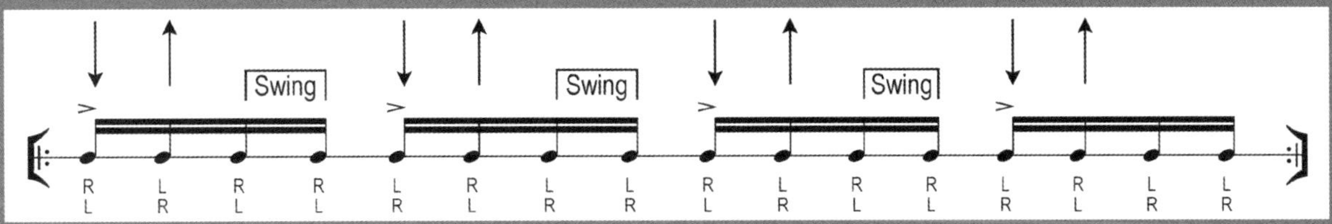

Der Paradiddle mit Akzent auf dem Viertel-Puls und der „Swing-Motion".

2. Bewegung der Füße

Einführung

Wie bei den Händen, geht es auch bei der Bassdrum hauptsächlich um Singles und Doubles:

Einzelschläge (Single-Strokes)	Doppelschläge (Double-Strokes)
Heel-Down	Heel-Toe
Heel-Up	Slip

Wie genau diese Bewegungsmuster funktionieren und wie sie eingesetzt werden, wird in den Kapiteln noch genau erklärt.

Auch die Bassdrum bietet einen Rebound. Dieser setzt sich zum einen aus dem Rebound des Felles (normalerweise nicht sehr stark, wegen der Stimmung) und zum anderen der Federspannung der Fußmaschine zusammen. Beides gemeinsam ergibt einen durchaus verwertbaren Rebound, den wir, wie bei den Händen, für uns nutzen können.

Über die Fußmaschine

Bevor es losgeht, müssen wir über unser Werkzeug sprechen: Damit die Fußmaschine optimal für uns arbeitet, müssen wir zwei Parameter sorgfältig beachten:

- den Winkel des Schlägers in Ruhestellung und
- die Federspannung.

Der optimale Winkel des Schlägers liegt bei 45 Grad. In dieser Einstellung baut die Feder erstens genügend Spannung auf, um den Schläger nach dem Schlag aus dem Fell zurückzuholen. Zweitens wird die Ausholbewegung nicht zu früh gebremst. So ist ein Ausholwinkel von 90 Grad oder mehr möglich.

Die optimale Federspannung ist gerade so stramm, dass der Schläger in der 45-Grad-Position gehalten wird. Bei höherer Spannung fällt es schwer, den Schläger ins Fell zu drücken, was dich zwingen würde, sehr fest nach unten zu drücken. Und das ist nicht gut, weil lockeres Spiel so kaum möglich ist. Eine zu lockere Spannung führt dazu, dass die Kraft eventuell nicht ausreicht, um den Schläger schnell wieder vom Fell zurückzuholen.

Eine gut eingestellte Fußmaschine lässt den ans Fell gedrückten Schläger bis mindestens einer 90 Grad-Stellung zurückschnellen. So erreichst du einen großen Ausholweg, was die Schläge ohne viel Kraftaufwand schön satt und fett macht.

Video 2.01: Optimale Einstellung der Fußmaschine.

2.1 Level 1: Singles mit den Füßen

Heel-Down-Bassdrum (Liegende Ferse)

Bei Heel-Down liegt der ganze Fuß auf der Trittplatte. Die Bewegung kommt nur aus dem Sprunggelenk. Der Schlag entsteht durch Heben und Senken des Vorderfußes.

Diese Methode ist gut geeignet für leises bis mittellautes Spiel. Bei gut trainierter Beweglichkeit in Sprunggelenk und Muskeln sind aber auch kräftige Schläge drin. Überhaupt sind das Bewegungsausmaß und die Muskelbeanspruchung bei Heel-Down wesentlich größer als bei Heel-Up. Das gilt auch und vor allem für die Muskeln im Schienbein, die die Fußspitze anheben.

Daher ist hier der „Trainingseffekt" auch wesentlich größer, und ganz nebenbei wird auch dein Heel-Up-Spiel verbessert. Es lohnt sich also auch für „Hard Hitter", viel mit liegender Ferse zu trainieren.

Doppelbassdrum-Spieler machen alle Workouts auch mit dem linken Fuß.

Darauf solltest du achten (Fokuspunkte):
Das Gefühl des Aushol-Impulses im Schienbein (ähnlich wie beim Stroke).

Die folgenden Workouts kannst du als Einführungstraining im Wechsel machen.

In diesem Workout werden Schienbein und Wadenmuskulatur daran gewöhnt, große und leichte Bewegungen zu machen. Der Fokus liegt mehr auf dem Ausholen. Die Grundlage für alles, was mit der Bassdrum geschieht. Rhythmisch passiert hier nichts, nur Einzelbeats mit viel Zeit dazwischen. Diese Beats sind in mehrere Phasen unterteilt:

Video 2.02: Einzelschlag Heel-Down (Workout 2.1.01).

WORKOUT 2.1.01 (Siehe Video 2.02)

Metronom auf 60 bpm, bleibe bei diesem Tempo.

Phase 1: Fuß auflegen. Druckpunkt im oberen Drittel der Fußplatte.
Die Feder ist durch das Gewicht des Fußes schon etwas gespannt.

Phase 2: Den Schläger bis auf einen Fingerbreit Abstand Richtung Fell drücken.
Die Federspannung erhöht sich.

Phase 3: Ausholen und Schlag
Der Schläger soll so weit wie möglich ausholen.
Der Schlag soll aber so leicht wie möglich werden.
Der Fuß behält immer Kontakt mit der Fußplatte.
Der Ausholzeitpunkt ist wichtig: Holst du zu früh aus, musst du oben die Bewegung unterbrechen, um nicht zu früh im Fell zu landen. Holst du zu spät aus, wird die Bewegung hektisch.

Phase 4: Totale Entspannung
Wie Phase 1. Der Schläger ist wieder etwa eine Handbreit vom Fell entfernt.

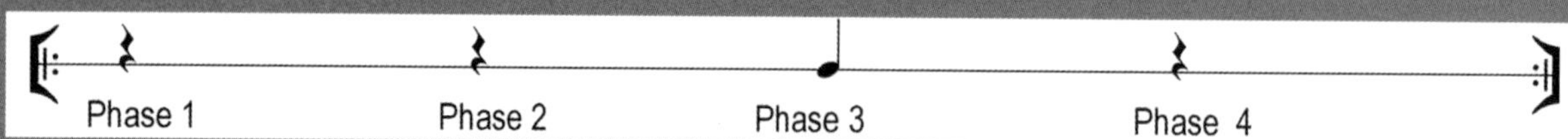

Einzelschlag Heel-Down

Dieses Workout nenne ich den Schienbeinwärmer. Du wirst schon merken, warum.

Video 2.03: Heel-Down-Übung (Workout 2.1.02).

WORKOUT 2.1.02 (Siehe Video 2.03)

Heel-Down-Übung

Phase 1: Fuß auflegen. Druckpunkt im oberen Drittel der Fußplatte.
Die Feder ist durch das Gewicht es Fußes schon etwas gespannt.

Phase 2: Beginne nun, mit dem Schläger hin und her zu wippen.
Der Schläger soll dabei eine fließende Bewegung machen.
Die Bewegung soll so groß wie möglich sein, noch ohne das Fell zu berühren.
Die Bewegung soll so langsam wie möglich sein.
Der Fuß behält immer Kontakt mit der Fußplatte.
Wenn die Bewegung schön gleichmäßig läuft:

Phase 3: Steigere den Druck auf das Pedal, bis der Schläger das Fell berührt.
Es entsteht eine Kette von ganz leichten Schlägen.
Die Schläge sollen **so leicht wie möglich** sein. Und schön gleichmäßig.
Der Fuß behält immer Kontakt mit der Fußplatte.

Einzelbeats und Wippen funktionieren schön geschmeidig? Dann probiere mal das hier. Die Herausforderung liegt hier in dem Wechsel zwischen „Springschlägen" und „Stoppschlägen" die sich durch die längeren oder kürzeren Abstände zwischen den Schlägen ergeben.

WORKOUT 2.1.03

1. Benutze Zyklus B. Starttempo 50 bpm.
2. Kontrolliere optisch, akustisch und Fokuspunkte. (Siehe Phasen 2 und 3 der vorherigen Workouts.)
3. Notiere dein heutiges Starttempo. Beginne morgen 5 Prozent schneller.

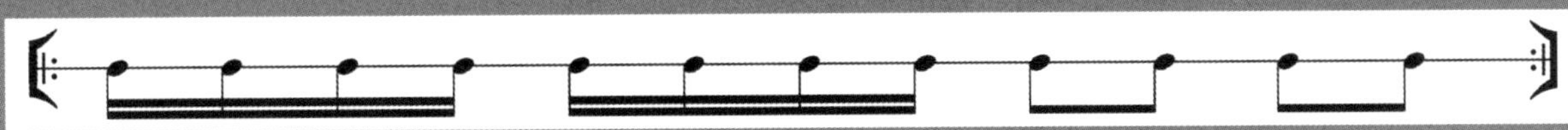

Heel-Down-Hi-Hat

Anders als die Bassdrum, wollen wir die Hi-Hat natürlich unten halten. Du bist also gezwungen, immer einen Druck auf das Pedal auszuüben.

Video 2.04: Heel-Down-Hi-Hat (Workout 2.1.04).

WORKOUT 2.1.04 (Siehe Video 2.04)

Metronom auf 70 bpm, bleibe bei diesem Tempo.

Phase 1: Fuß auflegen. Druckpunkt am Ende der Fußplatte.
Etwas Druck, damit die Hi-Hat geschlossen ist.

Phase 2: Ausholen und Schlag
Die Hi-Hat-Becken machen eine kurze, „schnappende" Bewegung. (Beobachte die Hi-Hat-Becken.)
Der Fuß behält immer Kontakt mit der Fußplatte.

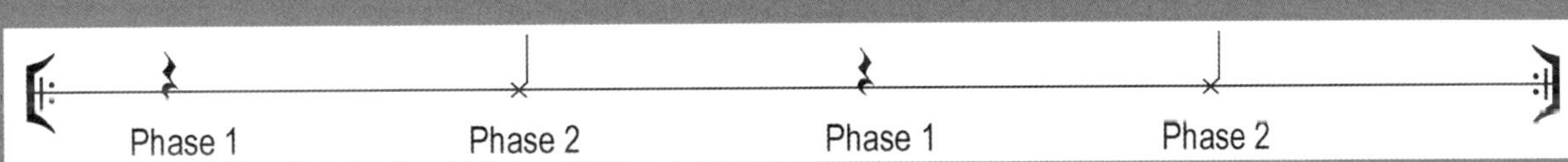

Heel-Down-Hi-Hat

Heel-Up-Bassdrum (Ferse in der Luft)

Geeignet für kräftiges Spiel. Im Gegensatz zu Heel-Down ist die Ferse hier abgehoben und schwebt in der Luft. Bei entspanntem Oberschenkel liegt das Gewicht des ganzen Beines auf der Fußplatte, was dem Schlag auch bei geringem Kraftaufwand einen ordentlichen Punch verleiht. Der Schlag wird durch eine „Hüpf"-Bewegung des Fußes verursacht.

Video 2.05: Heel-Up-Bassdrum (Workout 2.1.05).

WORKOUT 2.1.05 (Siehe Video 2.05)

Metronom auf 70 bpm, bleibe bei diesem Tempo.

Phase 1: Fuß auflegen. Druckpunkt im oberen Drittel der Fußplatte.
Der Druck auf dem Vorderfuß ist stark genug, den Schläger ans Fell zu drücken. Die Ferse berührt aber auch den Boden.

Phase 2: Ausholen und Schlag
Oberschenkel entspannt, die Ferse mit Schwung hochdrücken.
Im Fallen Fußspitze anheben.
Der Fuß landet vollflächig auf dem Pedal - **„Bumm"**.
Der Schläger holt so weit wie möglich aus.
Der Fuß behält immer Kontakt mit der Fußplatte.
Der Ausholzeitpunkt ist wichtig: Holst du zu früh aus, musst du oben die Bewegung unterbrechen, um nicht zu früh im Fell zu landen. Holst du zu spät aus, wird die Bewegung hektisch.

Phase 3: Wade und Oberschenkel entspannen sich.
Nur leichter Druck vorne, damit der Schläger im Fell bleibt. Jetzt bist du wieder in Phase 1.

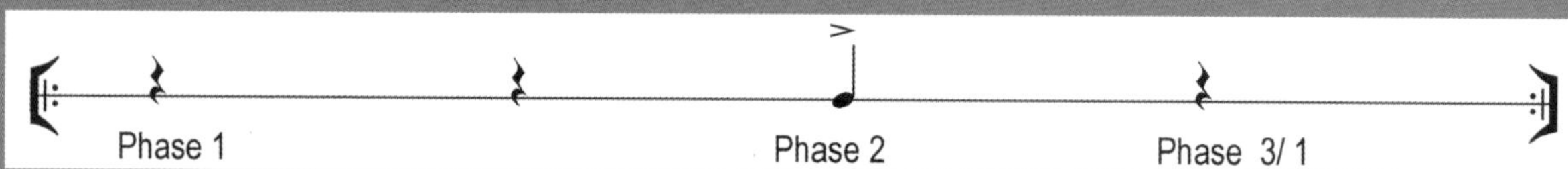

Heel-Up-Bassdrum

Heel-Up-Hi-Hat

Die Bewegung der Heel-Up-Hi-Hat ist mit der Heel-Up-Bassdrum identisch. Nur der Druckpunkt auf dem Pedal ist am Ende der Fußplatte.

Video 2.06: Heel-Up-Hi-Hat (Workout 2.1.06).

WORKOUT 2.1.06 (Siehe Video 2.06)

Metronom auf 70 bpm, bleibe bei diesem Tempo.

Phase 1: Fuß auflegen. Druckpunkt am Ende der Fußplatte.

Der Druck auf dem Vorderfuß ist stark genug, die Hi-Hat-Becken aufeinander zu drücken. Die Ferse berührt aber auch den Boden.

Phase 2: Ausholen und Schlag

Oberschenkel entspannt, die Ferse mit Schwung hochdrücken.
Im Fallen Fußspitze anheben.
Der Fuß landet vollflächig auf dem Pedal - **„Tschik"**.
Der Fuß behält immer Kontakt mit der Fußplatte.
Der Ausholzeitpunkt ist wichtig: Holst du zu früh aus, musst du oben die Bewegung unterbrechen, um nicht zu früh im Fell zu landen. Holst du zu spät aus, wird die Bewegung hektisch.

Phase 3: Wade und Oberschenkel entspannen sich.

Nur leichter Druck vorne, damit die Becken aufeinander gedrückt bleiben. Jetzt bist du wieder in Phase 1.

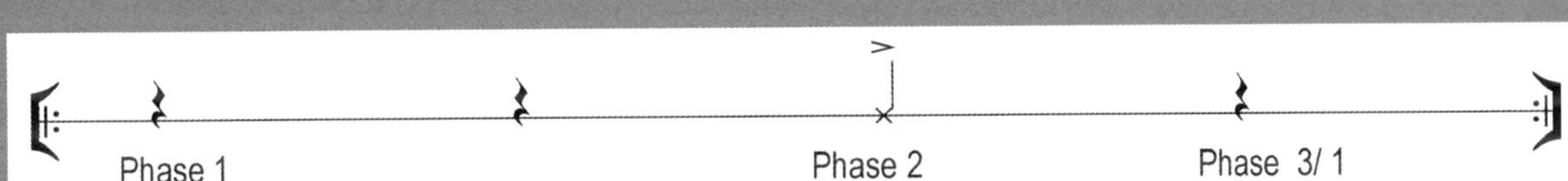

Heel-Up-Hi-Hat

Zusammenführung

Zum Abschluss dieses Levels verbinden wir beide Füße und Techniken in einem Workout:

WORKOUT 2.1.07

1. Benutze Zyklus B. Starttempo 70 bpm
2. Kontrolliere optisch, akustisch und Fokuspunkte (siehe Phasen der vorherigen Workouts).
3. Ein Zyklus Heel-Down-Hand, ein Zyklus Heel-Up. Dann 10 Prozent schneller.
4. Notiere dein heutiges Starttempo. Beginne morgen 10 Prozent schneller.

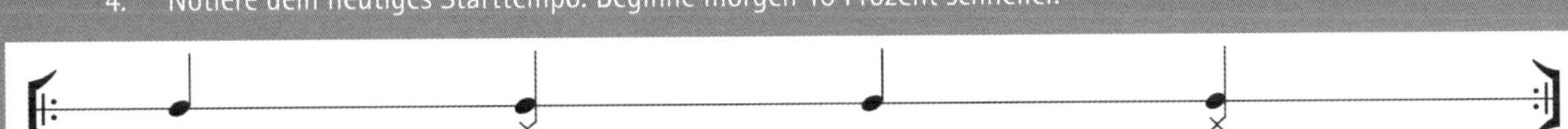

Heel-Up oder Heel-Down-Hi-Hat

Nach Level 1sollten die Singles mit den Füßen nun rund laufen. Dann können wir uns um flottere Doubles mit der Bassdrum kümmern.

2.2 Level 2: Doubles mit den Füßen

Für flotte Doubles sind die Bewegungen von Heel-Down und Heel-Up einfach zu groß. Wie bei den Händen, brauchen wir auch hier eine Technik die mit einer Bewegung zwei Schläge erzeugt. Ich stelle zwei typische Bewegungen vor. Jede hat ihre Vor- und Nachteile.

Slip-Technik

Die Slip (engl.: Rutschen, Gleiten) ist geeignet für sehr schnelle, nicht sehr laute Doubles.

Die Slip-Technik verbindet die Heel-Up-Bewegung mit einer Drehung des Unterschenkels und einer Vorwärtsbewegung des Fußes auf der Trittplatte. Drehpunkt ist der Vorderfuß.

- Schlag eins:
  Der erste Heel-Up-Schlag wird ausgeführt wie gewohnt, mit zwei kleinen Unterschieden:
  Die Ferse bewegt sich beim Schlag seitlich nach links (↙): **Bumm**
  Die Ferse wird nicht „abgelegt".
- Schlag zwei:
  Beim zweiten Schlag wird nicht nach oben ausgeholt, sondern die Ferse wird nach rechts (Linksfüßer andersrum) gedreht, gleichzeitig rutscht der Fuß auf der Trittplatte etwas nach vorne (↗): **Bumm**.
  Nach dem zweiten Schlag liegt die Ferse etwas rechts vom Trittbrett entspannt auf dem Boden.

Darauf solltest du achten (Fokuspunkte):
Die Drehung im Unterschenkel, gleichzeitig das Rutschen des Vorderfußes. Das Ablegen der Ferse nach dem zweiten Schlag.

Video 2.07: Slip-Technik Bassdrum.

Diese Technik erlaubt Doubles im Tempo zweifacher Vorschläge. Der Nachteil liegt im tendenziell schwächeren ersten Schlag. Das kann aber auch musikalisch gewollt sein.

WORKOUT 2.2.01 (Siehe Video 2.07)

1. Benutze Zyklus B. Starttempo 50 bpm.
2. Kontrolliere optisch, akustisch und Fokuspunkte.
3. Spiele zwei Zyklen. Dann 10 Prozent schneller.
4. Notiere dein heutiges Starttempo. Beginne morgen 10 Prozent schneller.

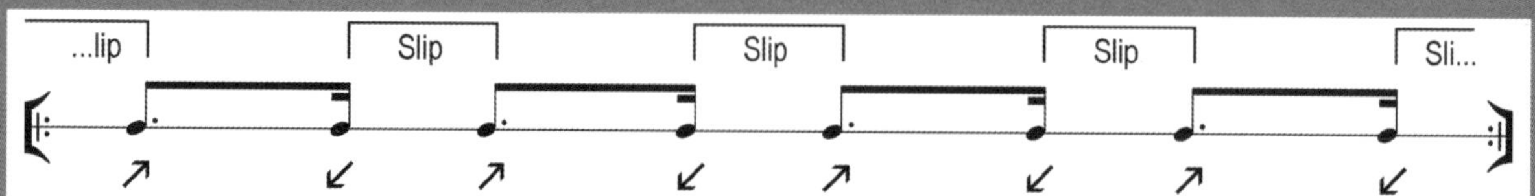

Slip-Technik Bassdrum

Heel-Toe-Technik

Die Heel-Toe-Technik verbindet die Heel-Up- mit der Heel-Down-Technik.

Gut geeignet für kräftige Doubles in mittlerem Tempo. Bei gutem Training sind aber auch leichtere und schnellere Doubles drin.

- **Schlag Eins:**
  Der erste Schlag wird als Heel-Up ausgeführt, der Schläger bleibt aber nicht im Fell, sondern springt sofort wieder nach hinten, die Ferse bleibt dabei auf dem Boden liegen. (↓↑ Die Pfeile stehen für die Bewegung des Schlägers.)
- **Schlag Zwei:**
  Der zweite Schlag wird dann als Heel-Down ausgeführt, der Schläger ist bereits ausgeholt, du musst ihn nur noch in das Fell drücken.
  Ob du den Schläger ans Fell gedrückt hältst oder zurückprallen lässt, hängt vom Kontext ab. Im folgenden Workout wollen wir es so machen, dass der Schläger im Fell bleibt. (↓)

Der Vorteil dieser Technik ist, dass schon der erste Schlag sehr kräftig ist. Perfekt für Sechzehntel-Doubles in Grooves.

Darauf solltest du achten (Fokuspunkte):
Das gleichzeitige Auftreffen der Ferse auf dem Boden mit dem Aufwärtsimpuls im Schienbein, damit der Schläger zurückspringen kann.

Video 2.08: Heel-Toe-Technik Bassdrum.

WORKOUT 2.2.02 (Siehe Video 2.08)

1. Benutze Zyklus B. Starttempo 55 bpm.
2. Kontrolliere optisch, akustisch und Fokuspunkte.
3. Spiele zwei Zyklen. Dann 10 Prozent schneller.
4. Notiere dein heutiges Starttempo. Beginne morgen 10 Prozent schneller.

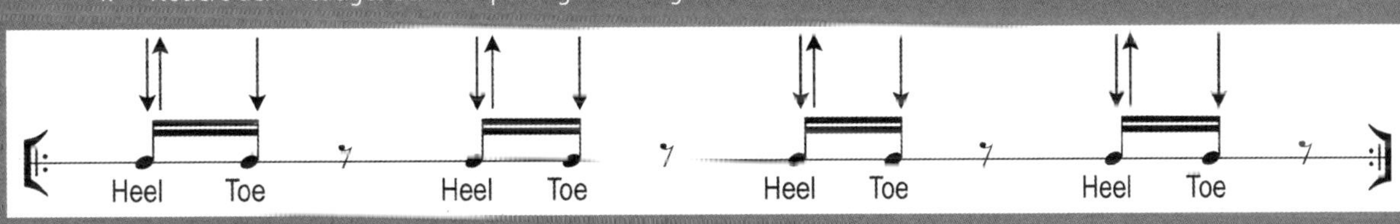

Heel-Toe-Technik Bassdrum

Nachdem die Bewegungsabläufe nun „trocken" funktionieren, kannst du sie im Zusammenhang einsetzen. In Level 3 des Trainingsbereiches „Bewegungen der Hände und Füße koordinieren" gibt es einige Übungen, die Doubles in den Füßen verwenden.

2.3 Level 3: Kombination von Singles und Doubles

Die folgenden Übungen sind sehr anspruchsvoll, dafür aber auch gut geeignet, deine Bassdrum richtig auf Vordermann zu bringen. Die besondere Herausforderung ist hier der schnelle Wechsel von Heel-Toe-Heel-Toe. Mit dieser Technik bist du in Lage eine besondere Lockerheit zu erreichen, wie sie z. B. Steve Smith in seiner Bassdrumtechnik zeigt.

- **Schlag Eins (Toe):**
  Der erste Schlag wird als Heel-Up ausgeführt, der Schläger bleibt aber nach dem Schlag nicht im Fell, sondern springt sofort wieder nach hinten, die Ferse berührt mit dem Schlag den Boden. (↓↑) Soweit bekannt.
- **Schlag Zwei (Heel):**
  Der Schläger ist bereits ausgeholt, du musst ihn nur noch in das Fell drücken. Der Schläger bleibt aber nicht im Fell, sondern springt wieder zurück, damit er bereit ist für den nächsten Schlag (↓↑). Außerdem hebt sich gleichzeitig die Ferse.

Die Herausforderung liegt nun darin, sich mit der Ferse vom Boden abzudrücken, damit der Fuß ebenso für den nächsten Heel-Up-Schlag vorbereitet ist, und gleichzeitig den Schläger ins Fell zu schlagen und zurückspringen zu lassen. Eine weitere Herausforderung liegt darin, die beiden Schläge gleich laut erklingen zu lassen.

Darauf solltest du achten (Fokuspunkte):
Der Schläger steht nie still und springt wie ein Flummiball immer wieder weg vom Fell. Die Ferse steht auch nie still und geht mit jedem Schlag hoch und runter.

Video 2.09: Die erste „Steve-Smith-Übung".

WORKOUT 2.3.01 (Siehe Video 2.09)

1. Benutze Zyklus B. Starttempo 55 bpm.
2. Kontrolliere optisch, akustisch und Fokuspunkte.
3. Spiele zwei Zyklen. Dann 5 Prozent schneller.
4. Notiere dein heutiges Starttempo. Beginne morgen 5 Prozent schneller.

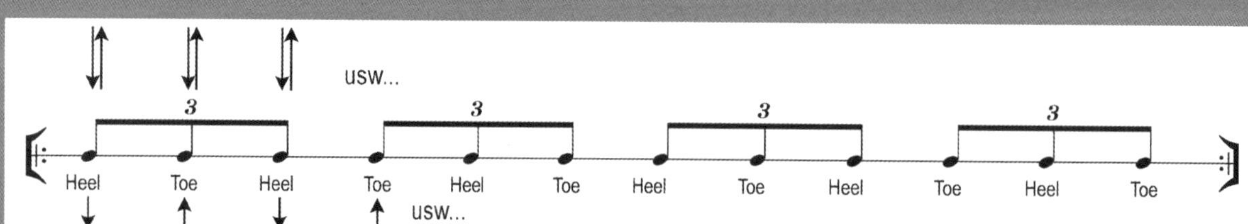

Die Pfeile unter den Noten beziehen sich auf die Ferse, welche abwechselnd auf und nieder geht.

Zu guter Letzt eine Übung, auch aus der Steve-Smith-DVD, die die drei Techniken Heel-Up, Heel-Down und Heel-Toe vereint.

Video 2.10: Die zweite „Steve-Smith-Übung".

WORKOUT 2.3.02 (Siehe Video 2.10)

1. Benutze Zyklus B. Starttempo 55 bpm.
2. Kontrolliere optisch, akustisch und Fokuspunkte.
3. Spiele zwei Zyklen. Dann 5 Prozent schneller.
4. Notiere dein heutiges Starttempo. Beginne morgen 5 Prozent schneller.

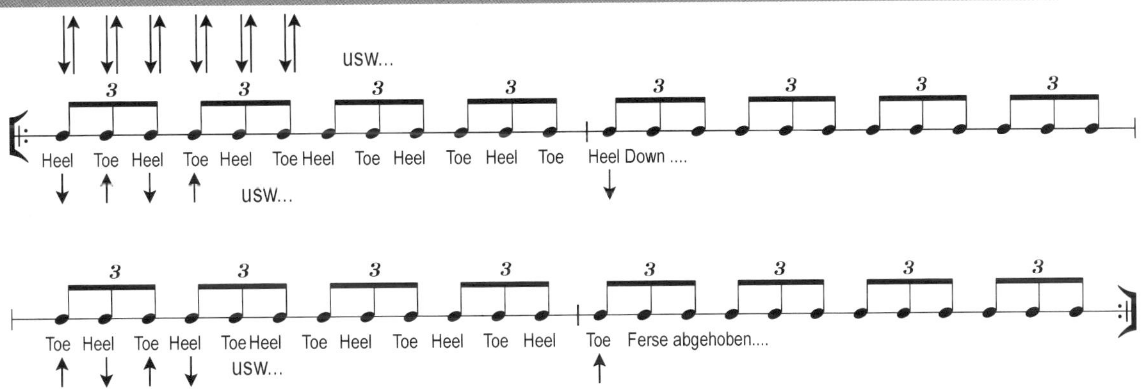

3. Bewegungen der Hände und Füße koordinieren

Einführung

In den zwei vorhergehenden Kapiteln ging es um jeweils eine Ebene: Die „obere" Ebene der Hände, die „untere" Ebene der Füße. In diesem Kapitel wollen wir diese zwei Ebenen zusammenbringen und harmonisieren.

Ich habe vier „Grundformen" ausgewählt:

- Grundform 1: zwei Schläge „oben" (Hände), einer „unten" (Füße)
- Grundform 2: ein Schlag oben, zwei unten
- Grundform 3: einer oben, einer unten
- Grundform 4: zwei oben, zwei unten

In diesen Grundformen wendest du jetzt an, was du technisch in den Trainingsbereichen „Hände" und „Füße" gelernt hast:
In Level 1: Single-Strokes
In Level 2: Akzentschläge (nur mit den Händen)
In Level 3: Double-Strokes

Wie im „Level 2 Akzentschläge" im Kapitel 1.2 kommen auch hier die Permutationen zum Einsatz.

Diese Permutationen wirst du vielleicht leichter bewältigen, wenn du gelernt hast, deine Stimme als Anker für den Puls zu nutzen. Näheres findest du dazu im Kapitel 5.2

Legende der Noten

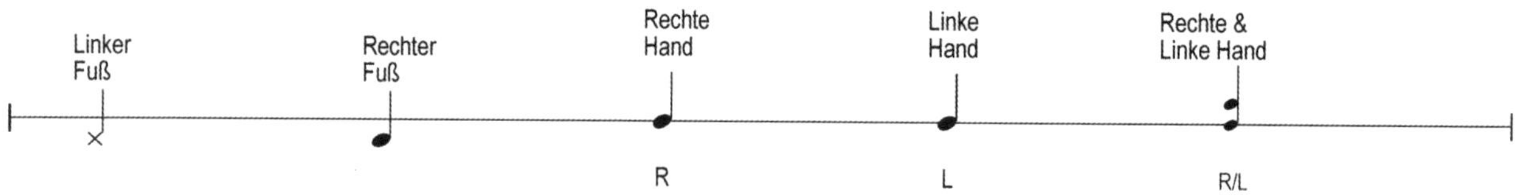

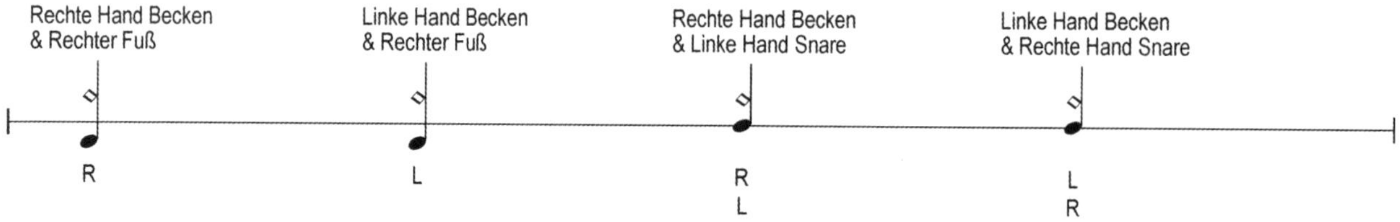

> Wenn du Double-Bassdrum-Spieler bist, kannst du mit dem linken Fuß anstatt der Hi-Hat natürlich auch Bassdrum spielen.

3.1 Level 1: Grundformen Single-Strokes, linear

Linear: Alle Klänge folgen nacheinander, nicht gleichzeitig.

Grundform 1

WORKOUT 3.1.01

1. Benutze Zyklus B. Starttempo 55 bpm.
2. Die Bassdrum spielt Heel-Down.
3. Kontrolliere optisch, akustisch und Fokuspunkte.
4. Übe einen Zyklus Haus eins, dann einen Zyklus Haus zwei, dann drei. Dann 5 Prozent schneller.
5. Notiere dein heutiges Starttempo. Beginne morgen 5 Prozent schneller.

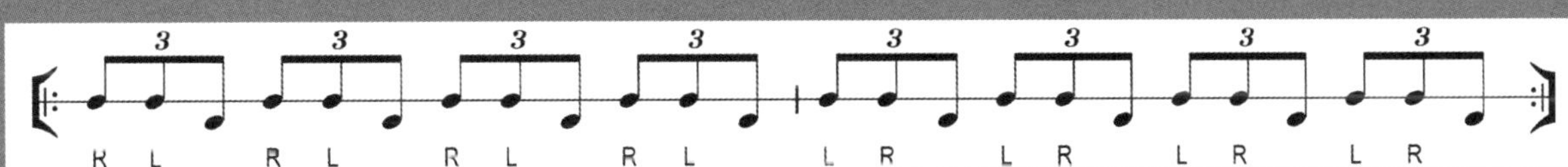

Erstes Haus

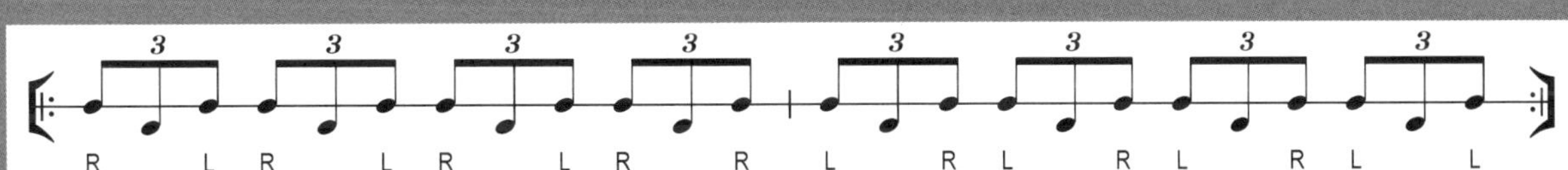

Zweites Haus

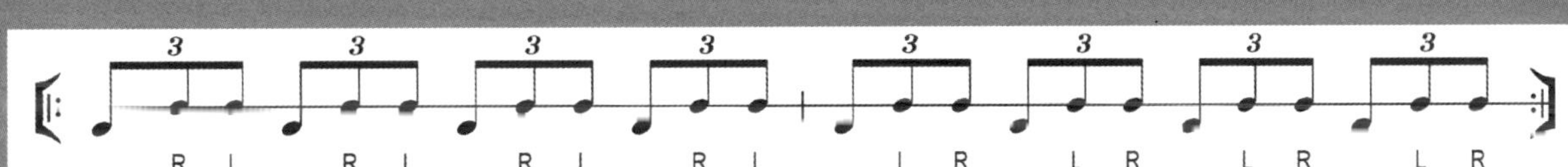

Drittes Haus

Grundform 2

WORKOUT 3.1.02

1. Benutze Zyklus B. Starttempo 55 bpm.
2. Die Bassdrum spielt Heel-Down.
3. Kontrolliere optisch, akustisch und Fokuspunkte.
4. Übe einen Zyklus Haus eins, dann einen Zyklus Haus zwei, dann drei. Dann 5 Prozent schneller.
5. Notiere dein heutiges Starttempo. Beginne morgen 5 Prozent schneller.

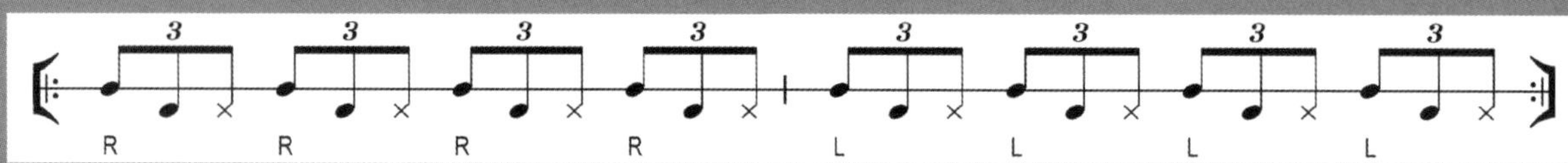

Erstes Haus

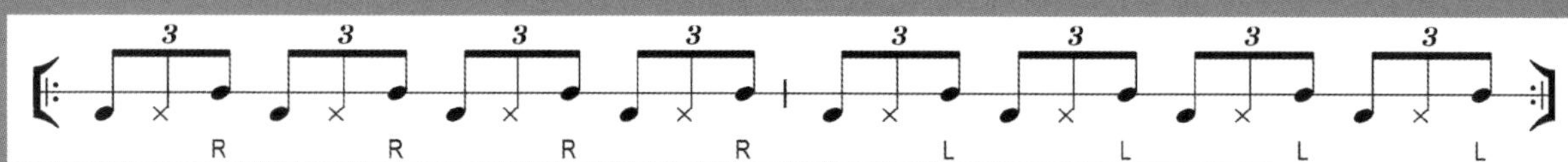

Zweites Haus

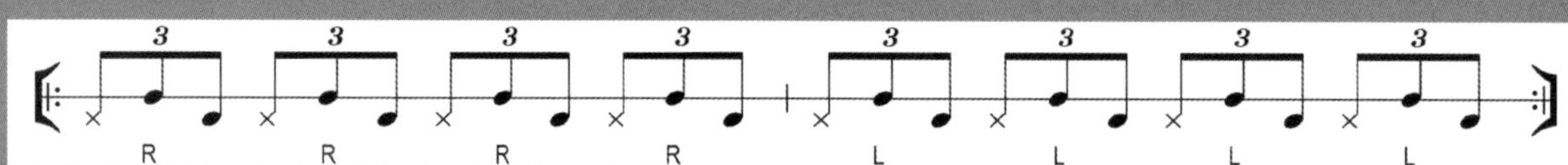

Drittes Haus

Grundform 3

WORKOUT 3.1.03

1. Benutze Zyklus B. Starttempo 45 bpm.
2. Die Bassdrum spielt Heel-Down.
3. Kontrolliere optisch, akustisch und Fokuspunkte.
4. Übe einen Zyklus Haus eins, dann einen Zyklus Haus zwei. Alles rechts führend (erste Zeile Handsatz). Dann 5 Prozent schnellerund links führend (zweite Zeile Handsatz).
5. Notiere dein heutiges Starttempo. Beginne morgen 5 Prozent schneller.

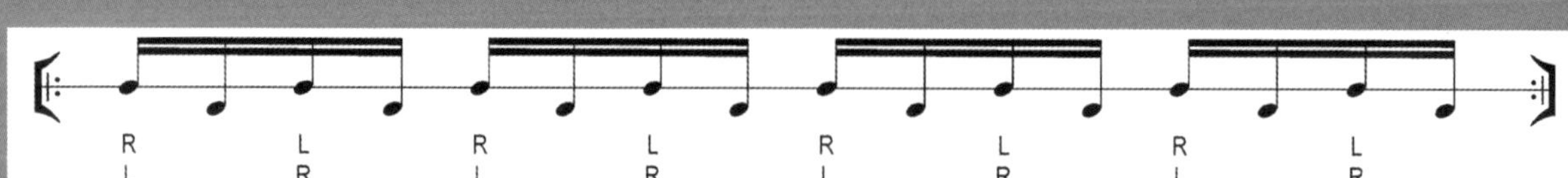

Erstes Haus

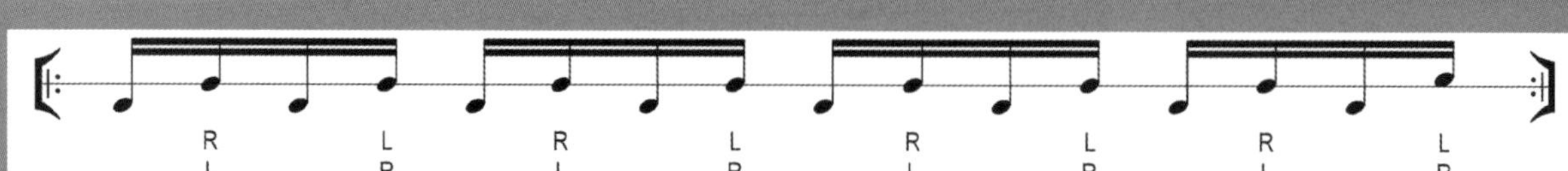

Zweites Haus

Grundform 4

WORKOUT 3.1.04

1. Benutze Zyklus B. Starttempo 45 bpm.
2. Die Bassdrum spielt Heel-Down.
3. Kontrolliere optisch, akustisch und Fokuspunkte.
4. Übe einen Zyklus Haus eins, dann einen Zyklus Haus zwei, dann drei, dann vier. Alles rechts führend (erste Zeile Handsatz, rechte Hand beginnt). Dann 5 Prozent schneller und links führend (zweite Zeile Handsatz, linke Hand beginnt).
5. Notiere dein heutiges Starttempo. Beginne morgen 5 Prozent schneller.

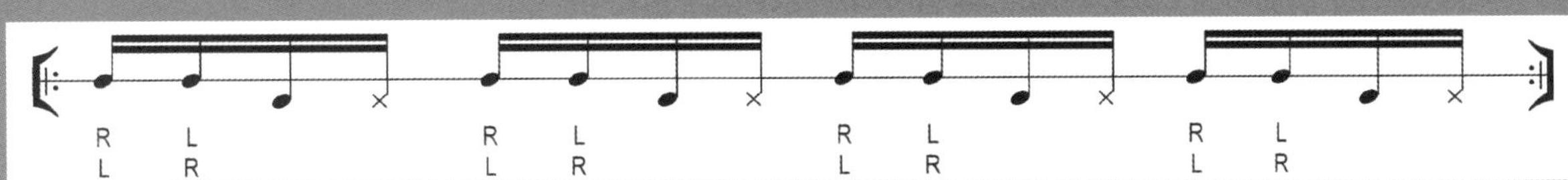

Erstes Haus

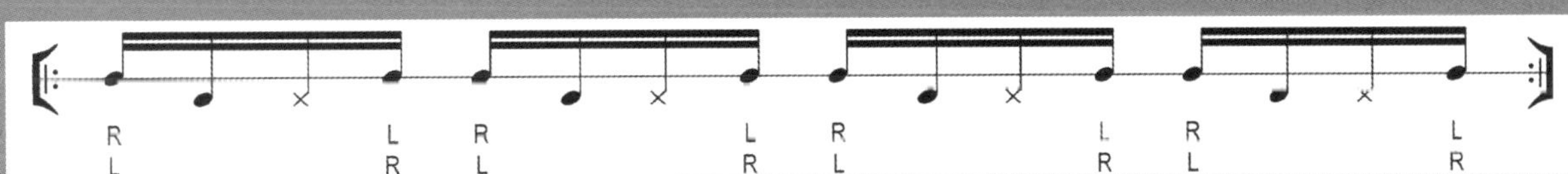

Zweites Haus

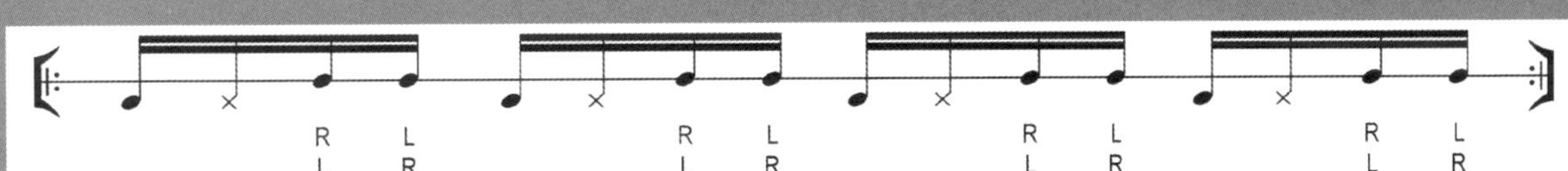

Drittes Haus

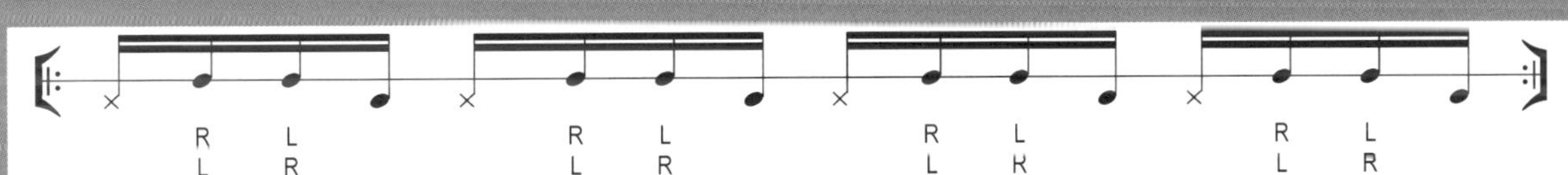

Viertes Haus

3.2 Level 2: Grundformen Single-Strokes, linear mit Akzenten

Schon recht anspruchsvoll. Die Bewegungen für Akzente sollten schon sicher laufen (siehe Kapitel 1.2).

Grundform 1

WORKOUT 3.2.01

1. Benutze Zyklus B. Starttempo 55 bpm.
2. Die Hände benutzen für die Akzente die „Whip-Motion" (siehe Kapitel 1.2).
3. Die Bassdrum spielt Heel-Down.
4. Kontrolliere optisch, akustisch und Fokuspunkte.
5. Übe einen Zyklus Haus eins, dann einen Zyklus Haus zwei, dann drei. Alles rechts führend (erste Zeile Handsatz, rechte Hand beginnt). Dann 5 Prozent schneller und links führend (zweite Zeile Handsatz, linke Hand beginnt).
6. Notiere dein heutiges Starttempo. Beginne morgen 5 Prozent schneller.

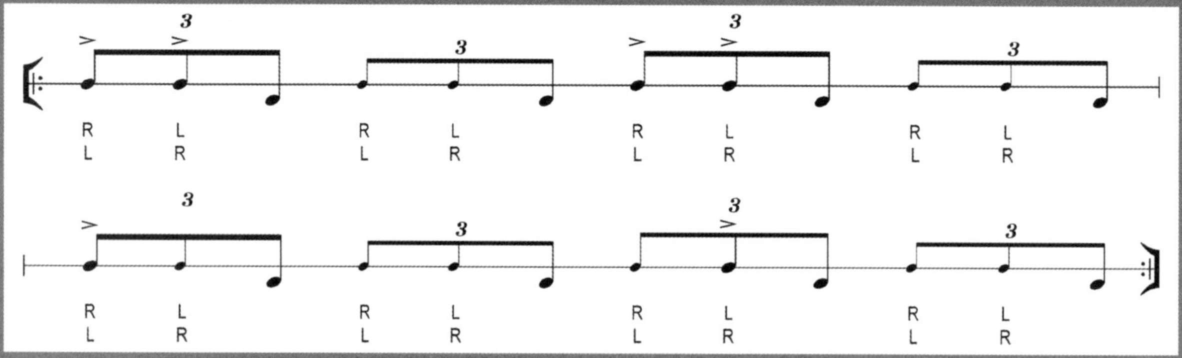

Erstes Haus

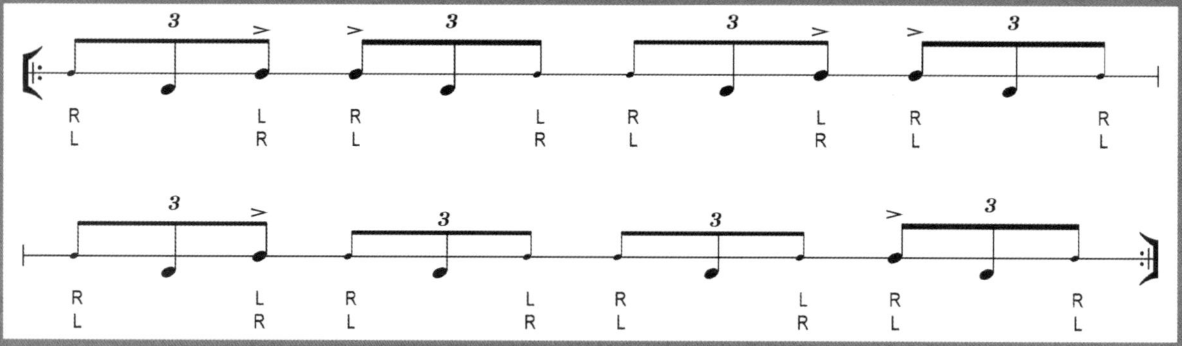

Zweites Haus

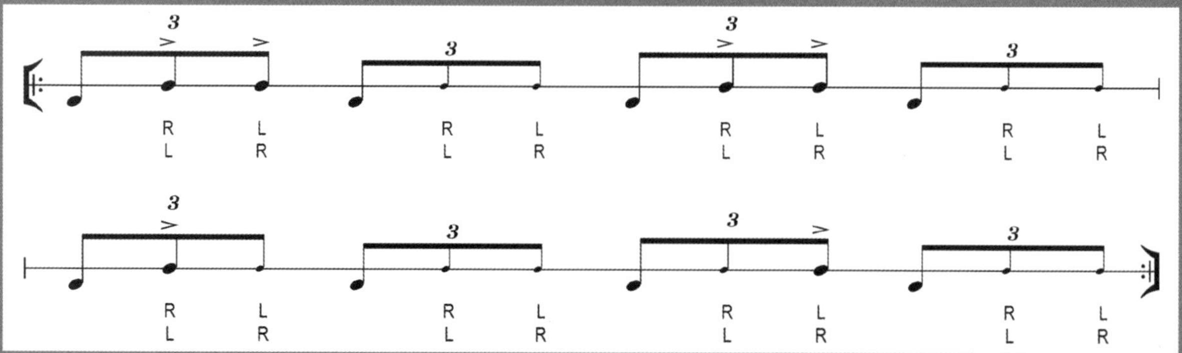

Drittes Haus

Grundform 2

WORKOUT 3.2.02

1. Benutze Zyklus B. Starttempo 55 bpm.
2. Die Hände benutzen für die Akzente die „Whip-Motion".
3. Die Bassdrum spielt Heel-Down.
4. Kontrolliere optisch, akustisch und Fokuspunkte.
5. Übe einen Zyklus Haus eins, dann einen Zyklus Haus zwei, dann drei. Alles rechts führend (erste Zeile Handsatz, rechte Hand beginnt). Dann 5 Prozent schneller und links führend (zweite Zeile Handsatz, linke Hand beginnt).
6. Notiere dein heutiges Starttempo. Beginne morgen 5 Prozent schneller.

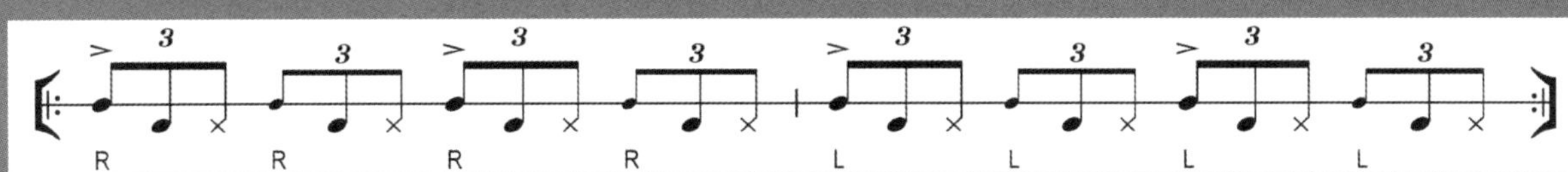

Erstes Haus

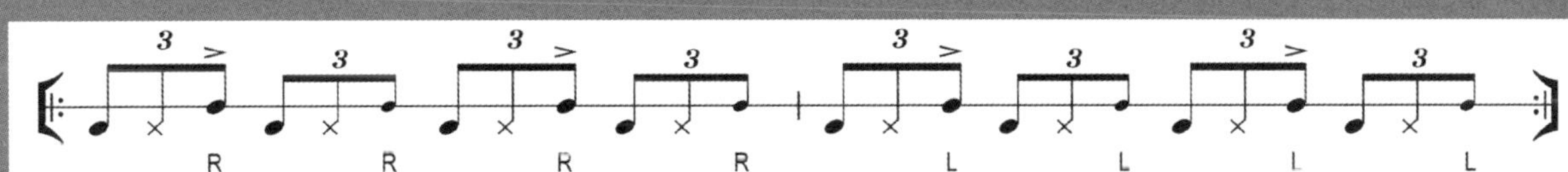

Zweites Haus

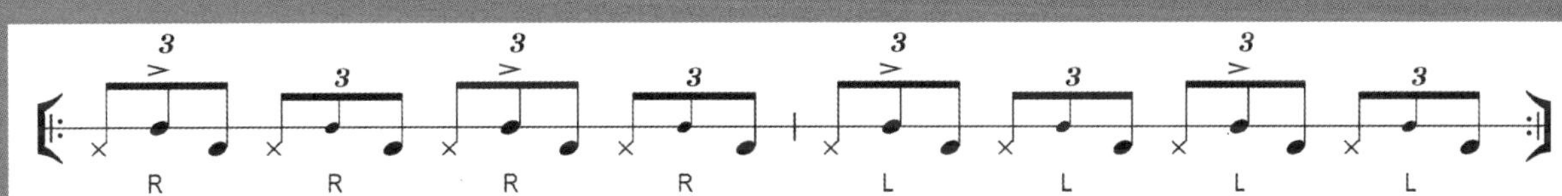

Drittes Haus

Grundform 3

WORKOUT 3.2.03

1. Benutze Zyklus B. Starttempo 45 bpm.
2. Die Hände benutzen für die Akzente die „Whip-Motion".
3. Die Bassdrum spielt Heel-Down.
4. Kontrolliere optisch, akustisch und Fokuspunkte.
5. Übe einen Zyklus Haus eins, dann einen Zyklus Haus zwei. Alles rechts führend (erste Zeile Handsatz, rechte Hand beginnt). Dann 5 Prozent schneller und links führend (zweite Zeile Handsatz, linke Hand beginnt).
6. Notiere dein heutiges Starttempo. Beginne morgen 5 Prozent schneller.

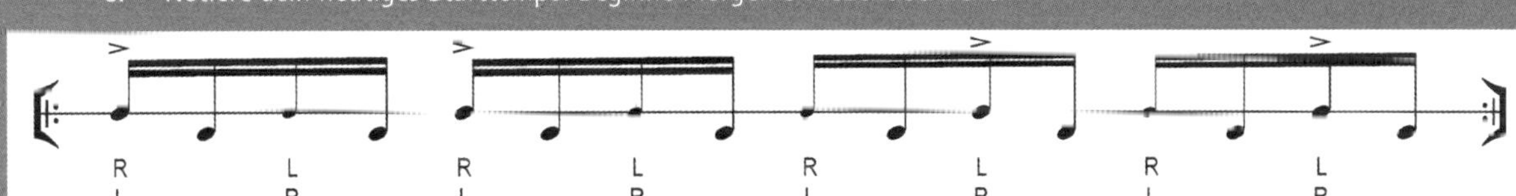

Erstes Haus

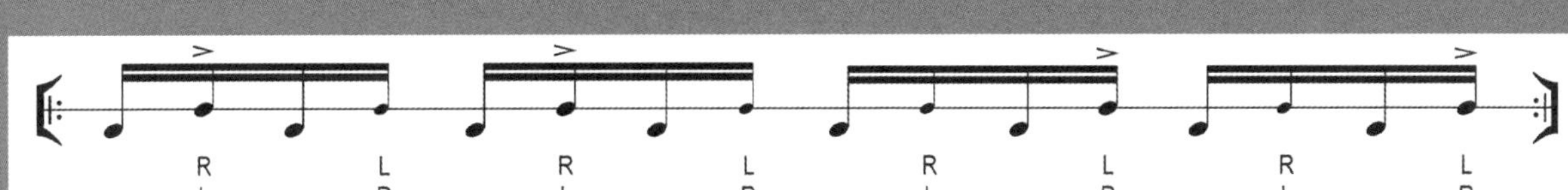

Zweites Haus

Grundform 4

WORKOUT 3.2.04

1. Benutze Zyklus B. Starttempo 45 bpm.
2. Die Hände benutzen für die Akzente die „Whip-Motion".
3. Die Bassdrum spielt Heel-Down.
4. Kontrolliere optisch, akustisch und Fokuspunkte.
5. Übe einen Zyklus Haus eins, dann einen Zyklus Haus zwei, dann drei, dann vier. Alles rechts führend (erste Zeile Handsatz, rechte Hand beginnt). Dann 5 Prozent schneller und links führend (zweite Zeile Handsatz, linke Hand beginnt).
6. Notiere dein heutiges Starttempo. Beginne morgen 5 Prozent schneller.

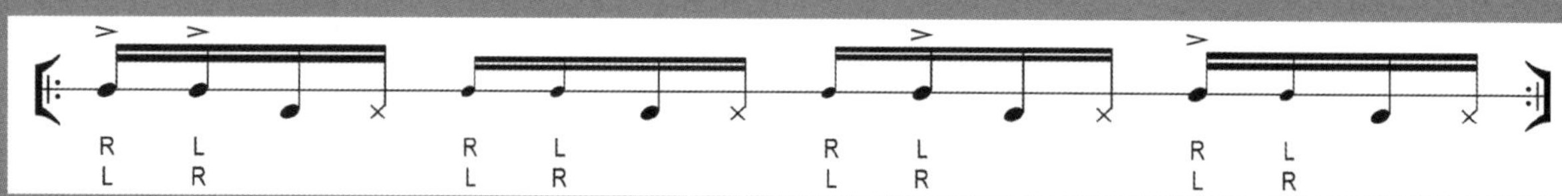

Erstes Haus

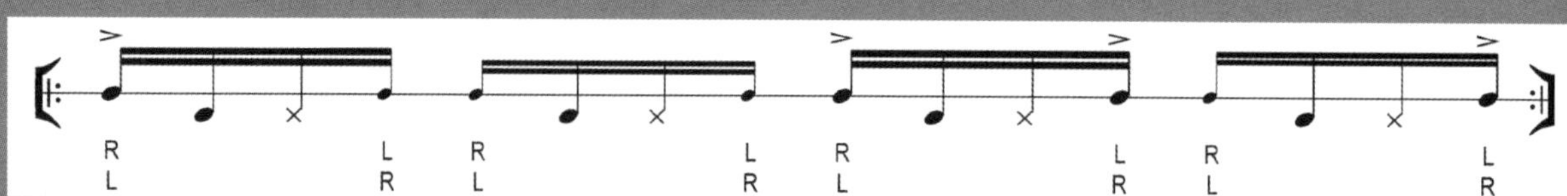

Zweites Haus

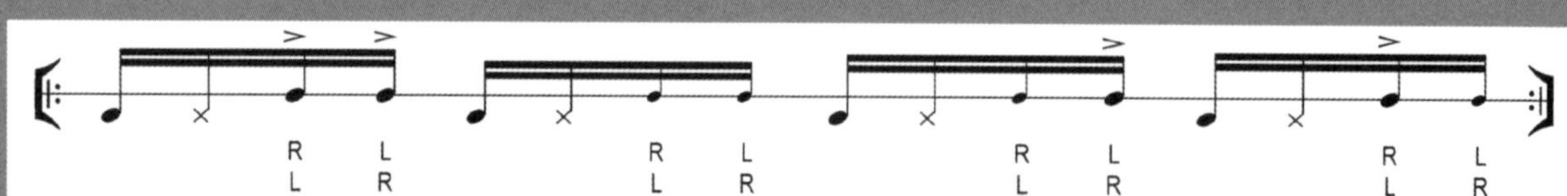

Drittes Haus

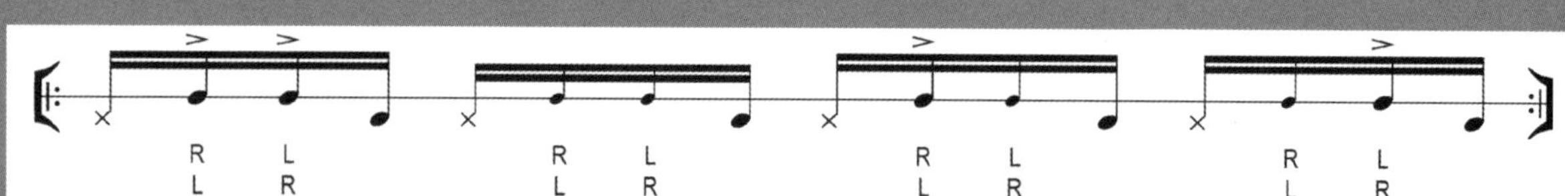

Viertes Haus

3.3 Level 3: Grundformen Singles & Doubles

Neben der Koordination kannst du hier deine Doubles mit Händen und Füßen weiter vertiefen. Die sollten dafür schon gut laufen. Nicht schnell, aber sicher.

Grundform 1

WORKOUT 3.3.01

1. Benutze Zyklus B. Starttempo 55 bpm.
2. Die Hände benutzen die „Swing-Motion" (siehe Kapitel 1.3).
3. Die Bassdrum spielt Heel-Down.
4. Kontrolliere optisch, akustisch und Fokuspunkte.
5. Übe einen Zyklus Haus eins, dann ein Zyklus Haus 2, dann drei. Dann 5 Prozent schneller.
6. Notiere dein heutiges Starttempo. Beginne morgen 5 Prozent schneller.

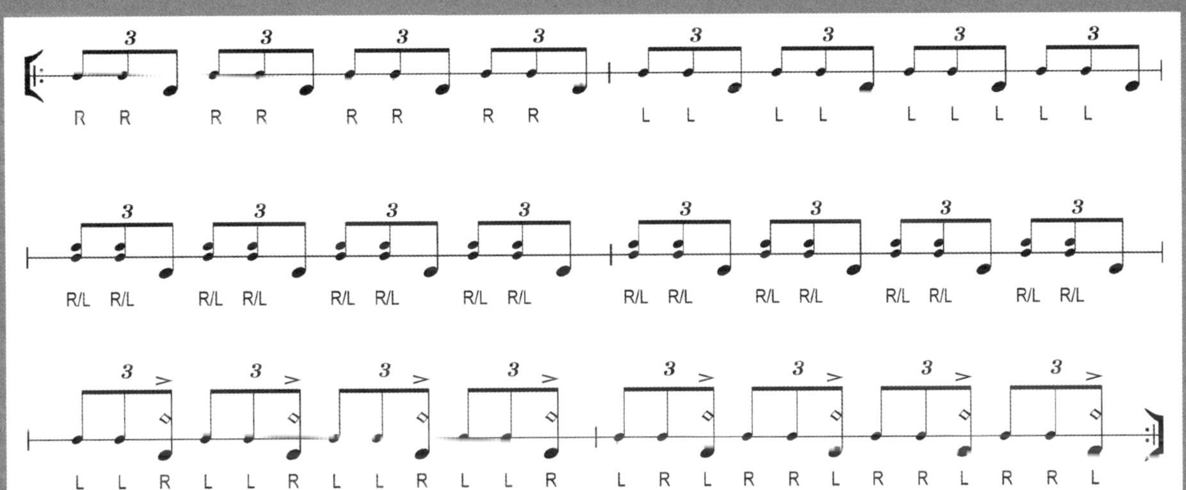

Erstes Haus

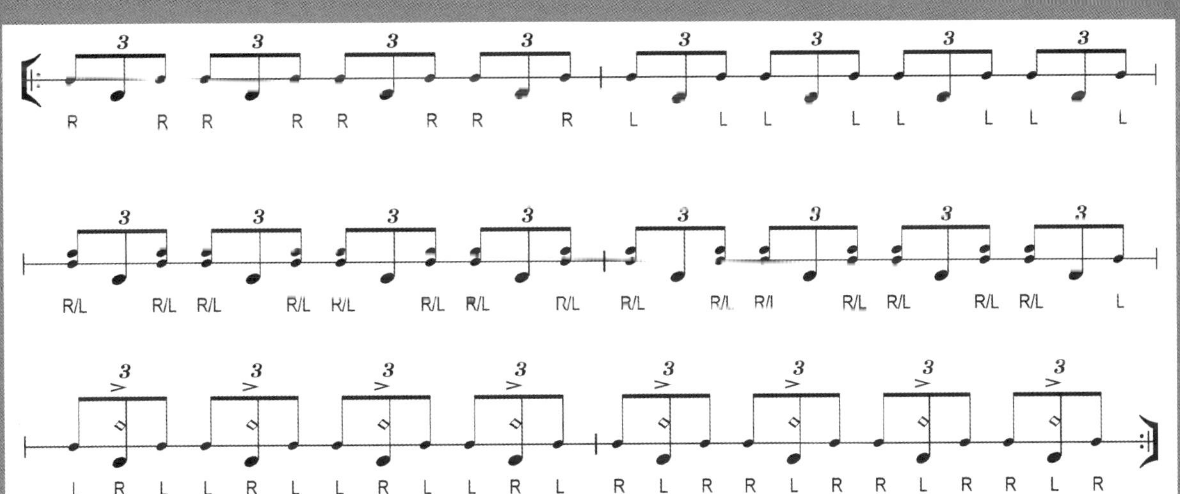

Zweites Haus

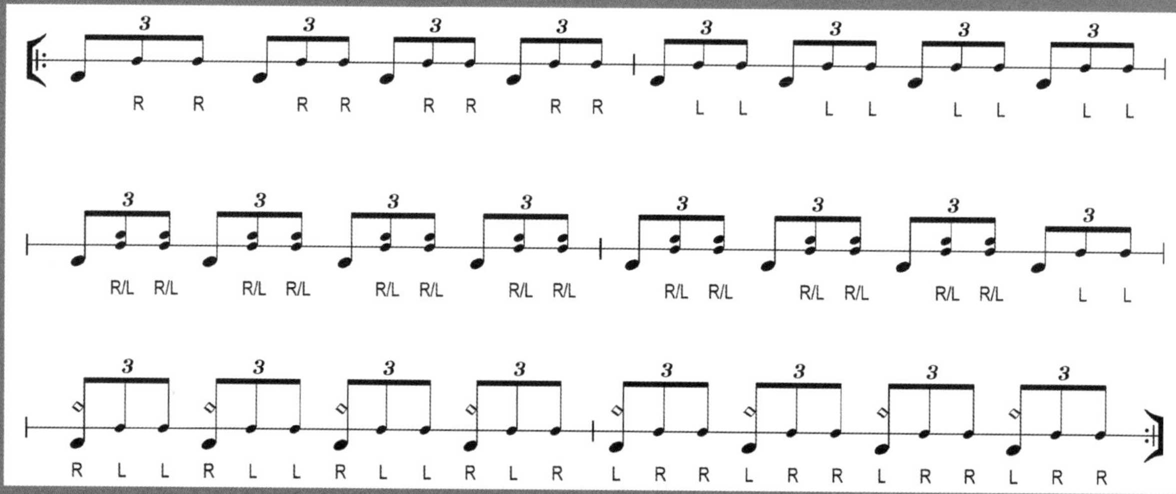

Drittes Haus

Grundform 2

WORKOUT 3.3.02

1. Benutze Zyklus B. Starttempo 55 bpm.
2. Die Hände benutzen die „Swing-Motion".
3. Die Bassdrum spielt Heel-Down.
4. Kontrolliere optisch, akustisch und Fokuspunkte.
5. Übe einen Zyklus Haus eins, dann ein Zyklus Haus 2, dann drei. Dann 5 Prozent schneller.
6. Variante für Slip- und Heel-Toe-Technik der Füße: Mit jedem 5 Prozent Temposteigerung wechsle auch die Fußtechnik.
7. Notiere dein heutiges Starttempo. Beginne morgen 5 Prozent schneller.

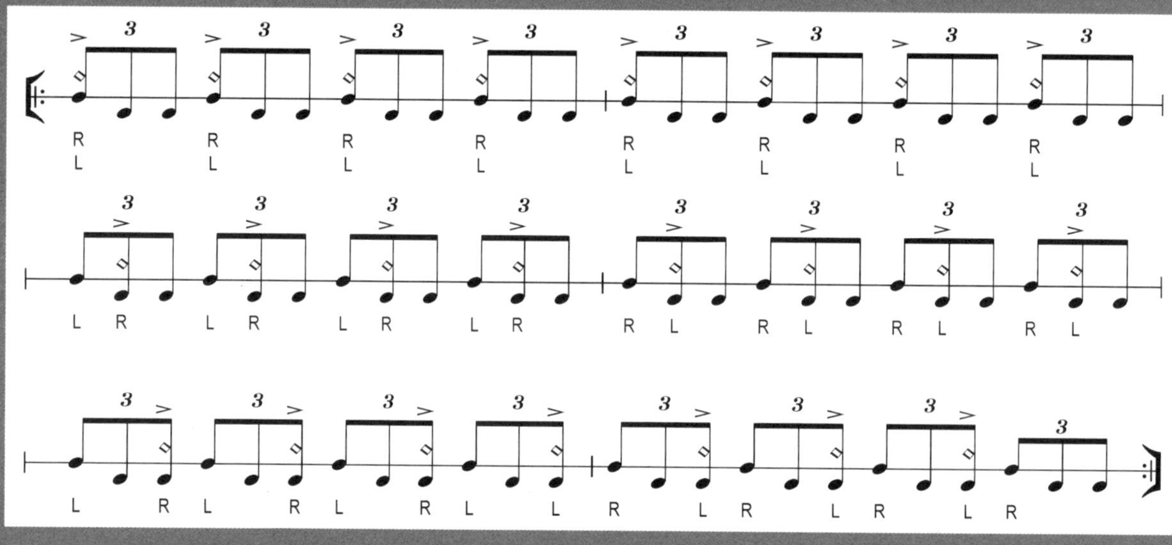

Erstes Haus

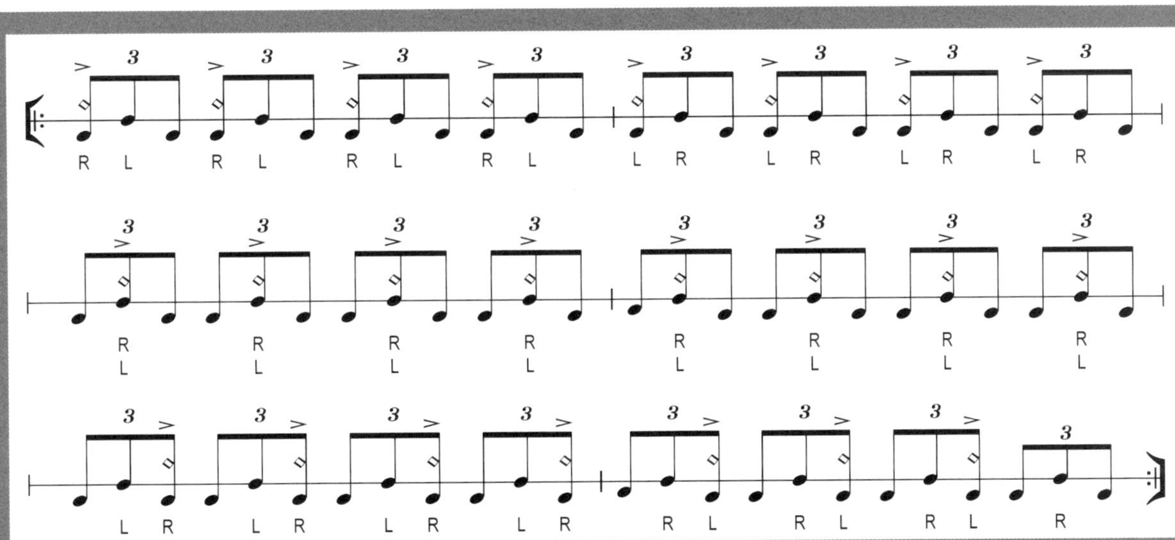

Zweites Haus

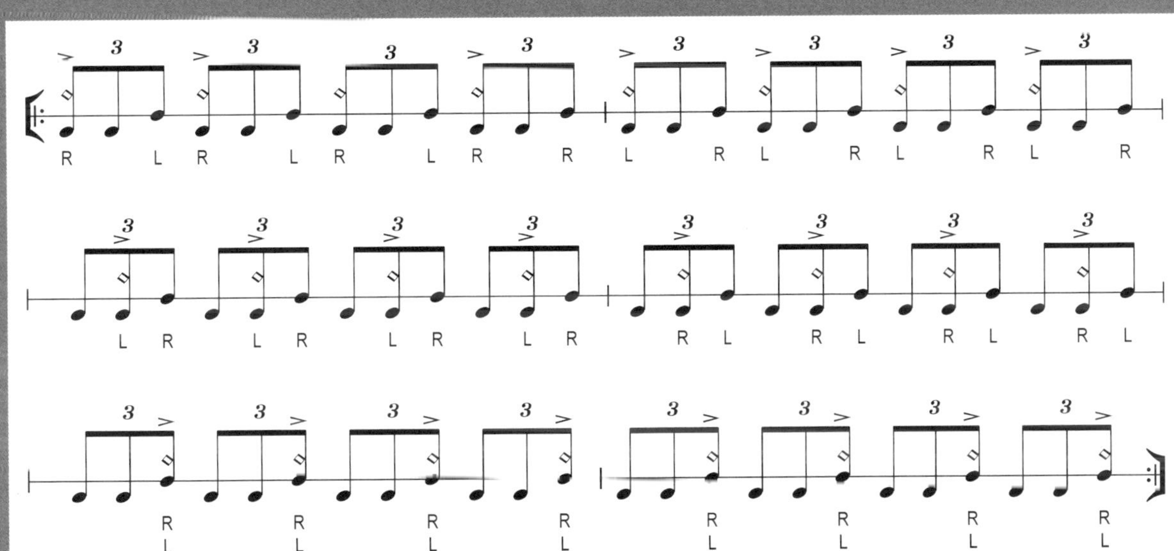

Drittes Haus

Grundform 4

WORKOUT 3.3.03

1. Benutze Zyklus B. Starttempo 45 bpm.
2. Die Hände benutzen die „Swing-Motion".
3. Die Bassdrum spielt Heel-Down.
4. Kontrolliere optisch, akustisch und Fokuspunkte.
5. Übe einen Zyklus Haus eins, dann ein Zyklus Haus 2, dann drei dann vier. Dann 5 Prozent schneller.
6. Variante für Slip- und Heel-Toe-Technik der Füße: Mit jeder 5 Prozent Temposteigerung wechsle auch die Fußtechnik.
7. Notiere dein heutiges Starttempo. Beginne morgen 5 Prozent schneller.

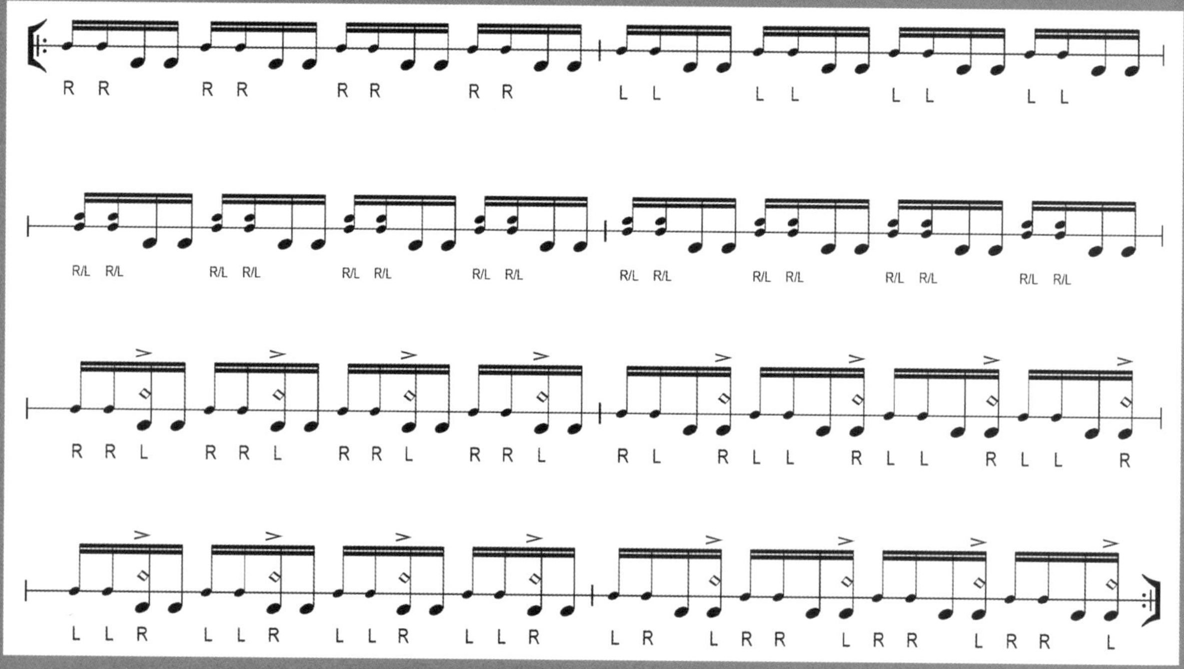

Erstes Haus

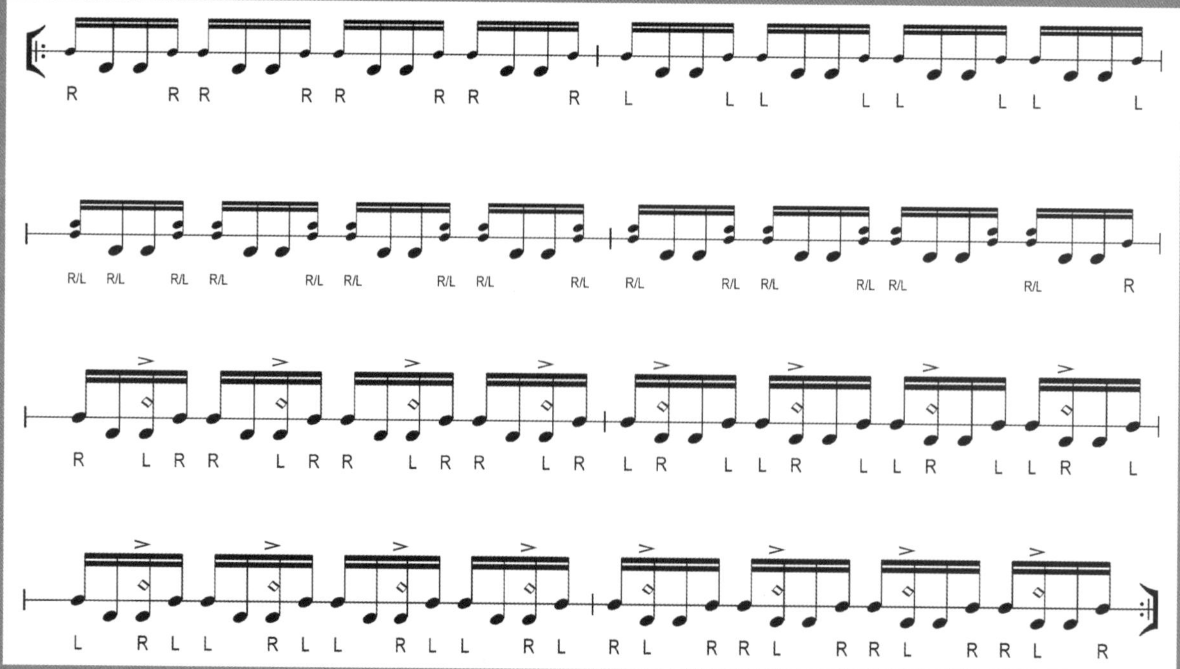

Zweites Haus

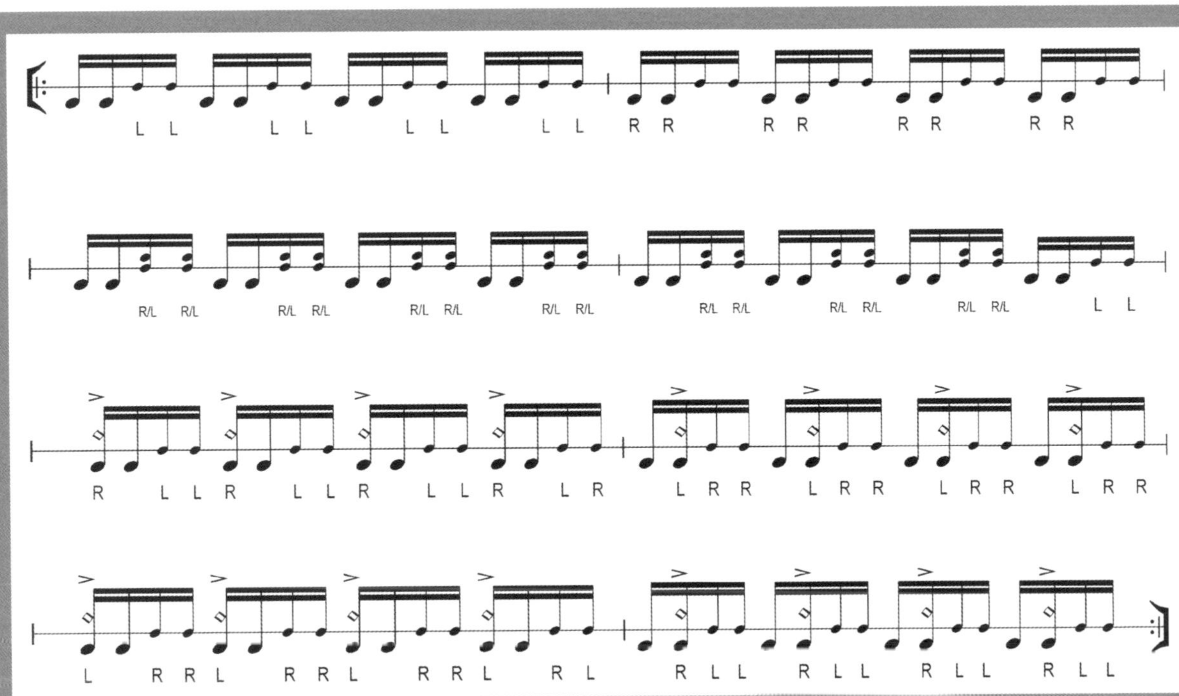

Drittes Haus

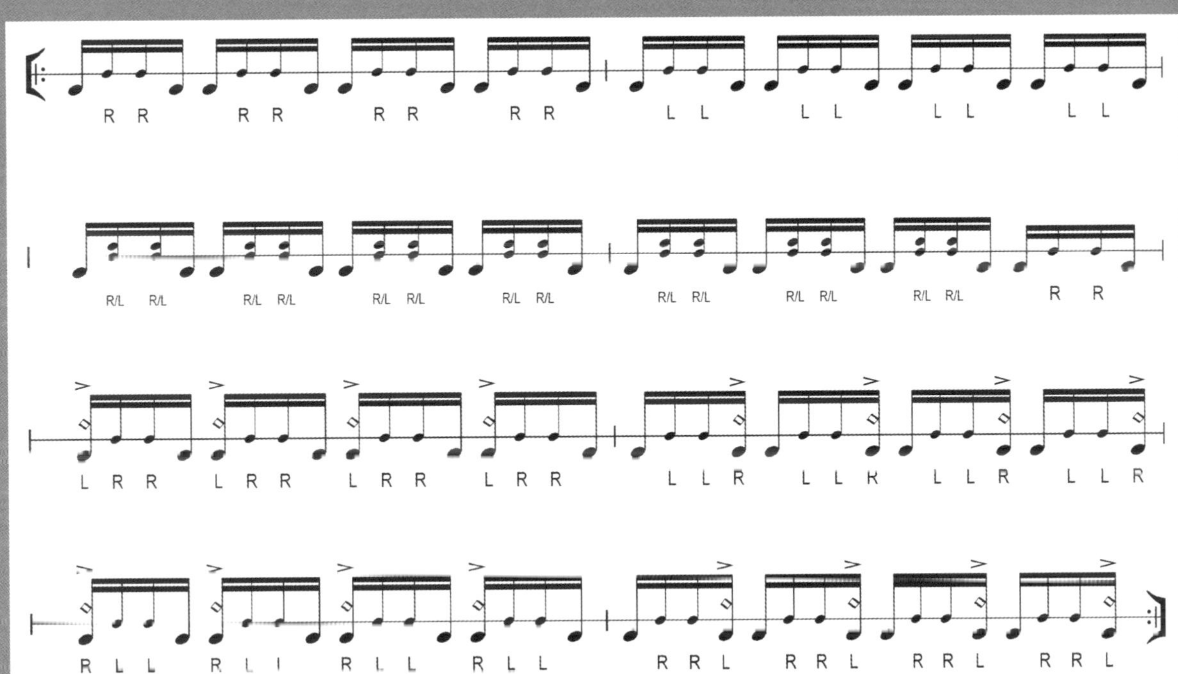

Viertes Haus

Wenn du die Workouts geschafft hast und weitere Herausforderungen suchst, kannst du einmal diese Variante ausprobieren:

Anspruchsvolle Workout-Variante für Fleißige – gilt für alle Workouts dieses Kapitels:

Wenn die Häuser einzeln zum Klick gut laufen, kannst du sie im Workout zusammenfassen:

- Benutze Zyklus B „durch alle Häuser".
- Du spielst in Piano und Heel-Down ohne Unterbrechung durch alle Häuser durch. Wenn du unten angekommen bist, wieder von vorne in der nächsten Dynamikstufe. Auf diese Weise machst du den ganzen Zyklus B.
- Kontrolliere optisch, akustisch und Fokuspunkte
- Notiere dein heutiges Starttempo. Beginne morgen 5 Prozent schneller.

Die fliegenden Wechsel zwischen den Häusern sind sehr anspruchsvoll und gehen über eine rein technische Übung weit hinaus, da sie eine stabile innere Uhr erfordern (eventuell vorher Kapitel 5.2 durcharbeiten). Ich sage ja: Eine anspruchsvolle Variante für Fleißige.

4. Unabhängigkeit

Einführung

Hier geht es nicht so sehr um abgefahrene Tricks oder voll ausgeflippte Grooves. Unabhängigkeit beginnt schon bei relativ einfachen Grooves, und wer Unabhängigkeit übt, der stärkt damit auch alle anderen Bereiche des Drummings. Eine Beschäftigung damit lohnt sich also für jeden, der weiterkommen will und nicht nur für Drummer, die mit allen Gliedmaßen in jeweils anderen Universen spielen möchten (so à la Thomas Lang).

In den ersten vier Trainingsbereichen hast du immer nur mit einer rhythmischen Ebene gearbeitet – entweder mit den Händen oder mit den Füßen. Im Trainingsbereich „Koordination" gibt es zwar zwei Ebenen, nämlich oben (Hände) und unten (Füße). Aber immer nur linear, das heißt, die Schläge erfolgen nacheinander. Und wenn mal zwei Gliedmaßen gleichzeitig schlagen, dann ohne ein jeweils eigenes, rhythmisches Muster zu erzeugen.

Ostinato (lateinisch ostinatus = hartnäckig, eigensinnig): Beim Schlagzeug ist damit ein sich wiederholendes Rhythmus-Pattern gemeint, das mit der rechten Hand meistens auf Hi-Hat oder Ride-Becken gespielt wird, während linke Hand und Füße abweichende Patterns spielen (siehe Notenbeispiel). Die gängigsten Ostinati sind die Achtel-Hi-Hat in Rock, Funk Pop etc und das Swing-Pattern auf dem Ride Becken im Jazz.

Unabhängigkeit beginnt, wenn eine zweite rhythmische Ebene hinzukommt und koordiniert werden muss.

Das ist schnell passiert. Wenn du zum Beispiel gleichzeitig mit deiner rechten Hand auf dem Ride-Becken ein Achtel-Ostinato und zwischen Bassdrum und Snare eine etwas komplexere „Melodie" spielst. Wenn du dann noch mit dem linken Fuß die Hi-Hat auf dem Off-Beat (auf den „und's") laufen lässt, hast du schon drei Ebenen gleichzeitig, was deine Fähigkeiten an die Unabhängigkeit schon ziemlich fordert. Als kleines Beispiel dieser „funky" Groove:

Audio Track 1: Funky Groove

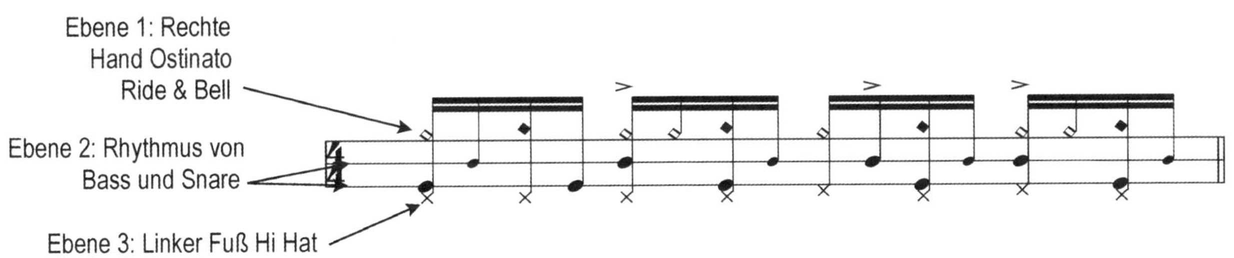

Funky Groove

Zur Übersicht die Ebenen noch einmal einzeln:

Ebene 1: Rechte Hand
Ostinato Ride

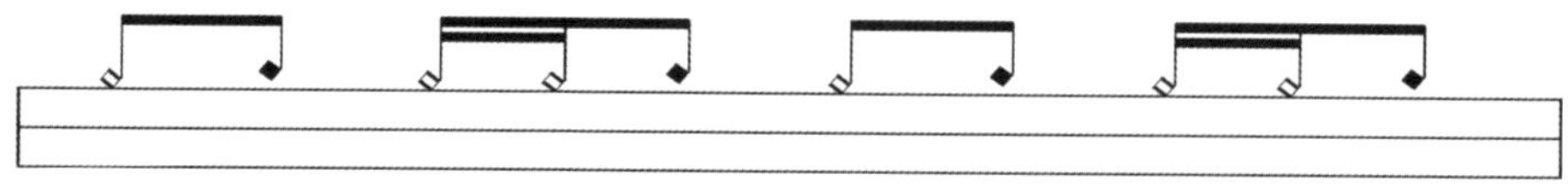

Ebene 2: "Melodie" von
Snare und Bassdrum

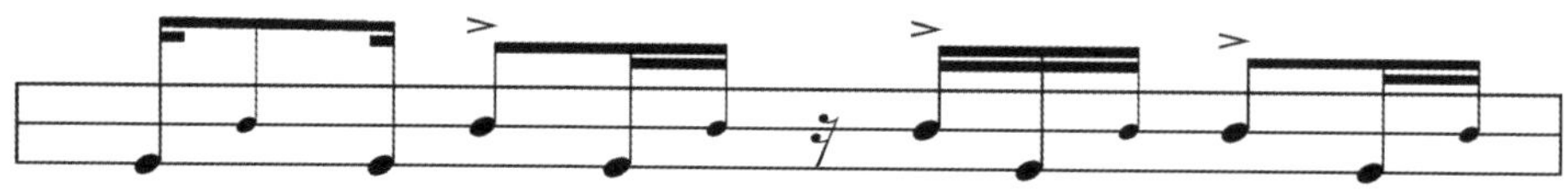

Ebene 3:
Linker Fuß Hi Hat

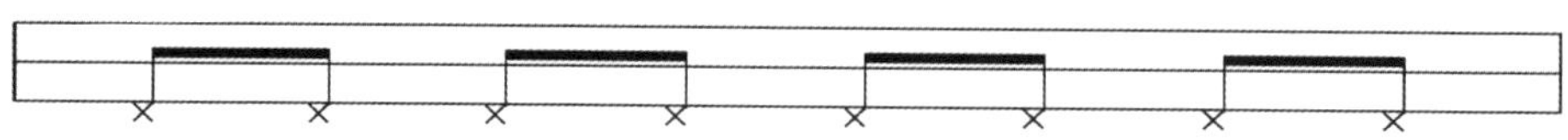

Die Ebenen einzeln

Je nachdem, wie komplex die einzelnen Ebenen sind, steigen die Anforderungen an Technik und Koordination. Darüber hinaus musst du die zeitliche Position jedes Schlages genau kennen, was deiner inneren Uhr einiges abfordert.

Wir haben es hier also mit der „Königsdisziplin" zu tun, die alle fünf Trainingsbereiche gleichzeitig bedient.

Arbeitsweise mit den Groove-Patterns

In den folgenden Abschnitten „Groove-Patterns binär" und „Groove-Patterns ternär" findest du das Rohmaterial. Es sind Groove-Patterns für die Ebene zwei: Rhythmus zwischen Snare und Bassdrum. Zur besseren Übersicht habe ich im binären Bereich eine Achtel Hi-Hat und im ternären Bereich eine durchgehende Achtel-Triolen-Hi-Hat notiert. Diese Groove-Patterns benutzt du für alle drei Levels. (Erklärung zu „binär" und „ternär" siehe Kapitel 5, Einführung.)

In den Levels selbst habe ich die Ostinati notiert, die du mit den Groove-Patterns kombinierst. Die Anforderung steigt in jeder Stufe und korrespondiert mit den Levels in „Hände", „Füße" und „Koordination". Entsprechend kommen Singles, Akzente und Doubles zum Einsatz.

In den Workouts gehe folgendermaßen vor:

1. Schritt eins: Wähle ein Ostinato für die rechte Hand (am besten der Reihe nach).
2. Schritt zwei: Gehe durch die Groove-Patterns.
3. Schritt drei: Wähle zusätzlich ein Ostinato für den linken Fuß.

Behandle jedes Groove-Pattern zunächst als Einzelproblem. Gehe jedes Mal durch den Zyklus. Das ist die „Technik"-Abteilung. Wenn das gut läutt, kannst du versuchen, alle Patterns am Stück durchzuspielen – ohne Zyklus. Einfach in mittlerer Lautstärke. Dabei wiederholst du jedes Beispiel viermal, und wechselst dann ohne Pause zum nächsten Beispiel. Wenn das gut läuft spiele jedes Beispiel zweimal, dann einmal.

Als „Abschlussprüfung" kannst du mit den erlernten Patterns improvisieren. Du wirst merken, dass du so unvorhergesehene und interessante Grooves kreieren kannst. Damit steigerst du noch einmal die Einsetzbarkeit für den Ernstfall.

Groove-Patterns binär

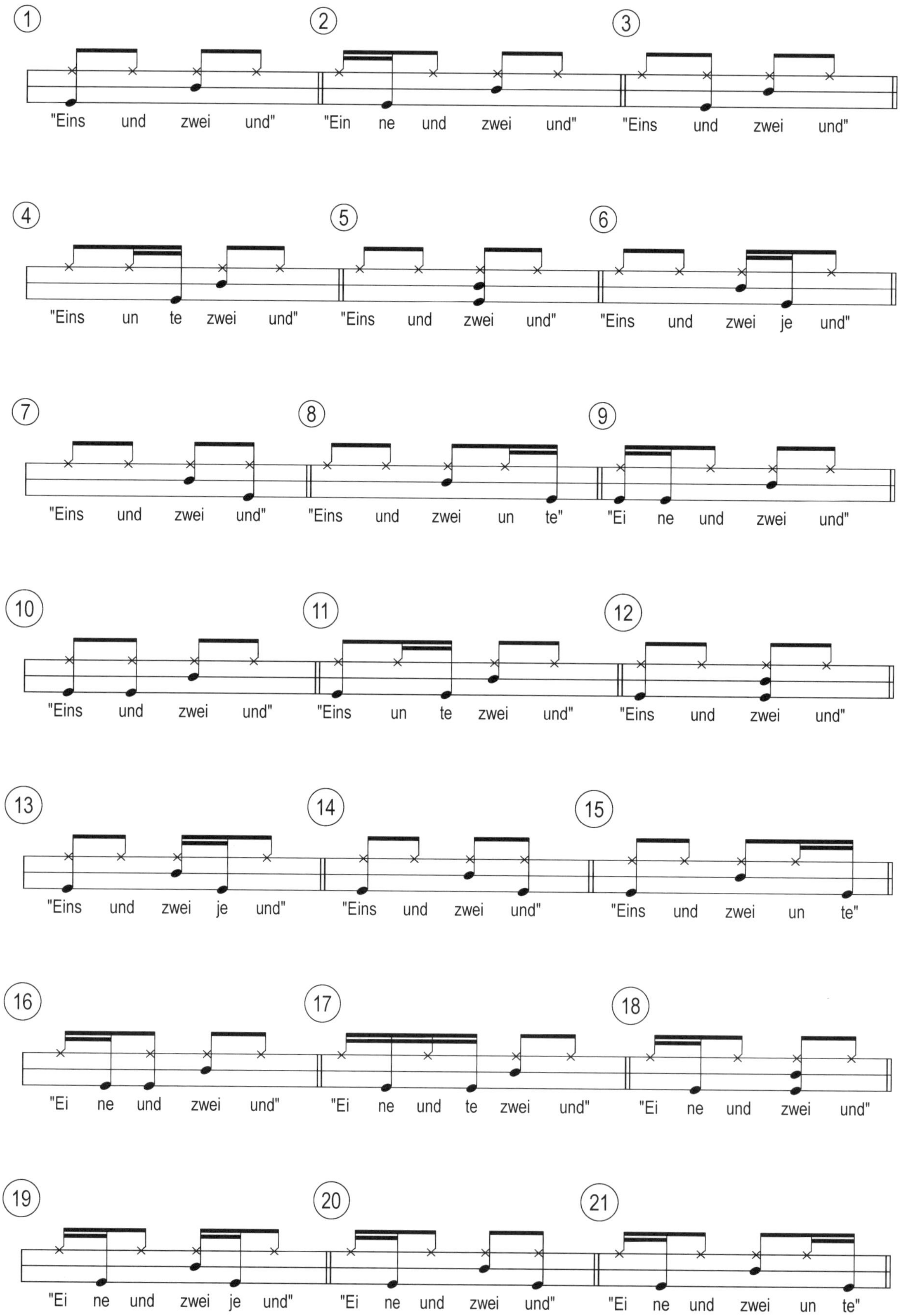

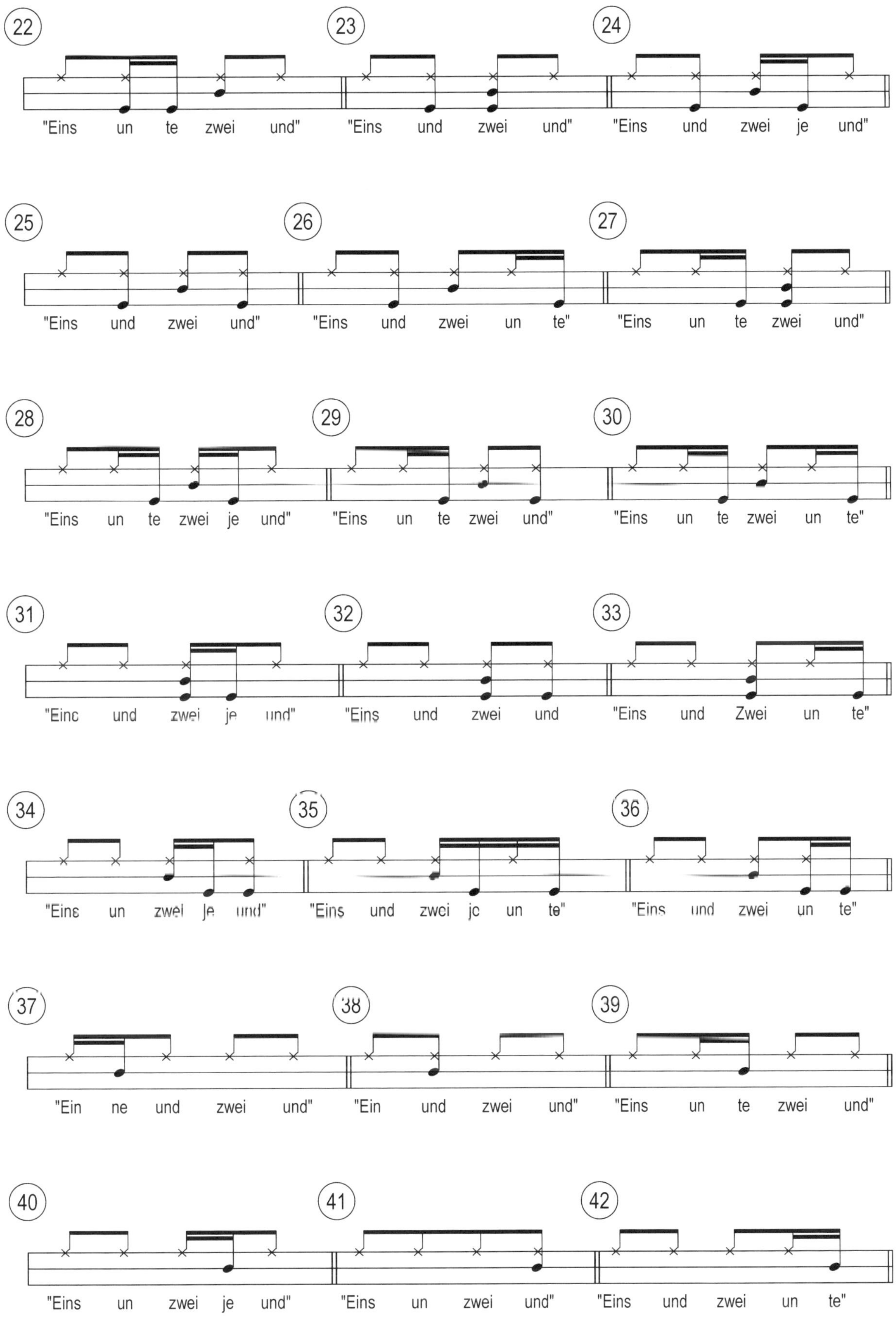
22
"Eins un te zwei und"
23
"Eins und zwei und"
24
"Eins und zwei je und"
25
"Eins und zwei und"
26
"Eins und zwei un te"
27
"Eins un te zwei und"
28
"Eins un te zwei je und"
29
"Eins un te zwei und"
30
"Eins un te zwei un te"
31
"Eins und zwei je und"
32
"Eins und zwei und
33
"Eins und Zwei un te"
34
"Eins un zwei je und"
35
"Eins und zwei je un te"
36
"Eins und zwei un te"
37
"Ein ne und zwei und"
38
"Ein und zwei und"
39
"Eins un te zwei und"
40
"Eins un zwei je und"
41
"Eins un zwei und"
42
"Eins und zwei un te"

Groove-Patterns ternär

1
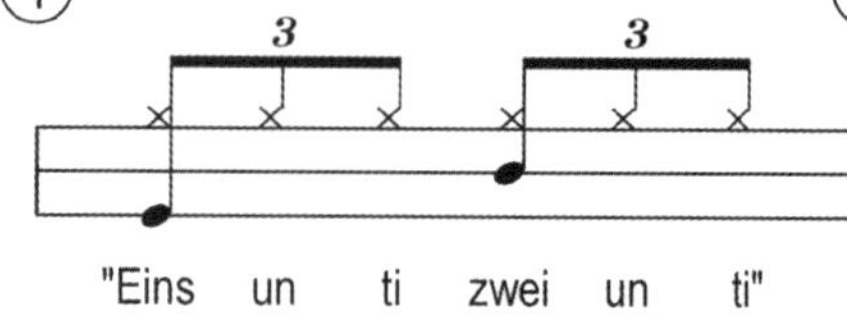

2
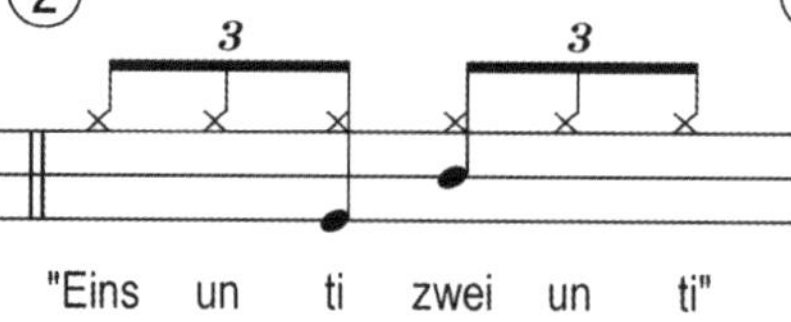

3
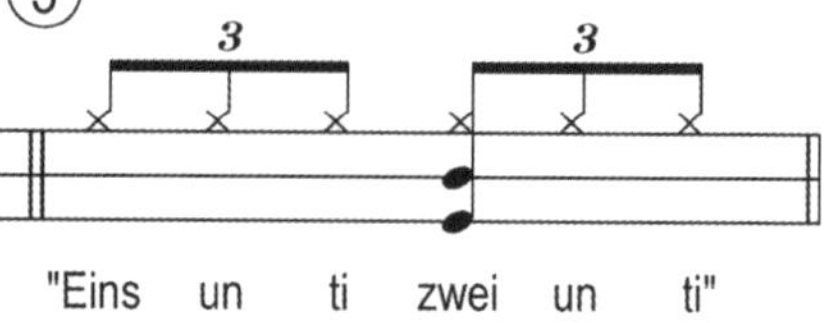

4
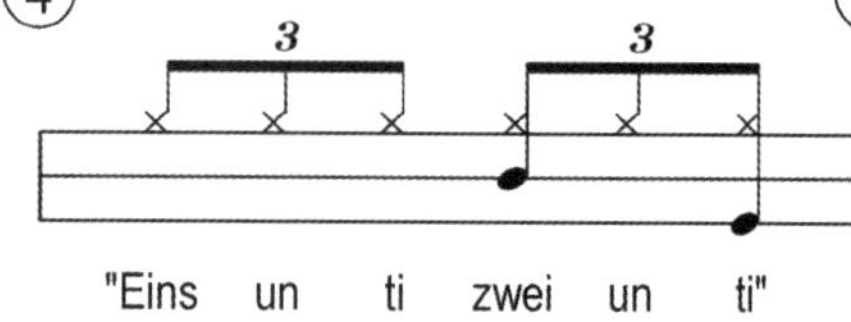

5
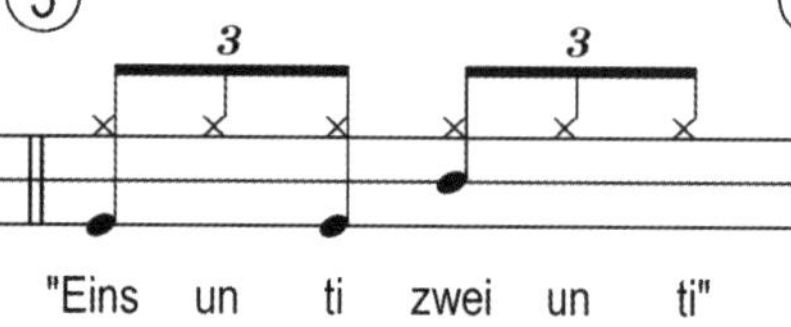

6
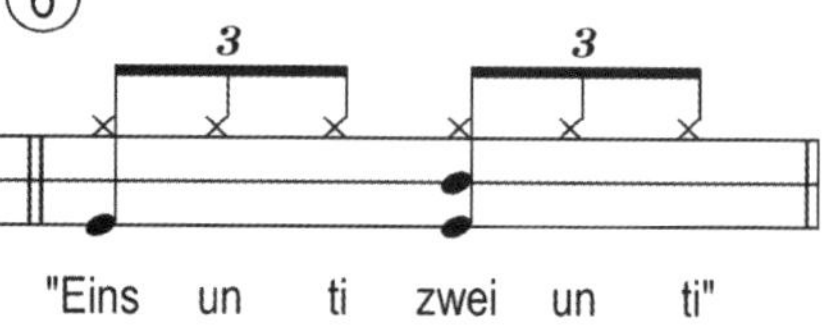

7
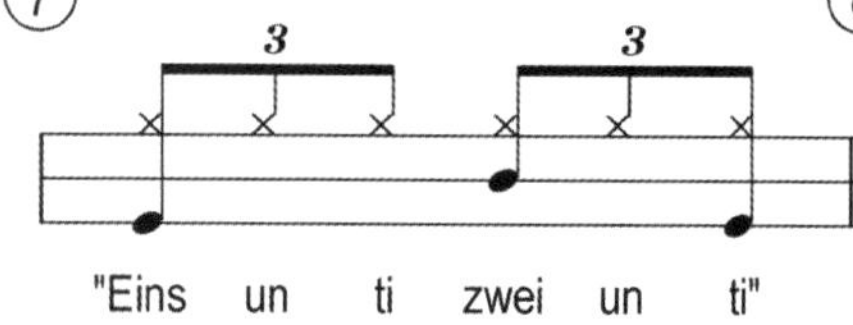

8
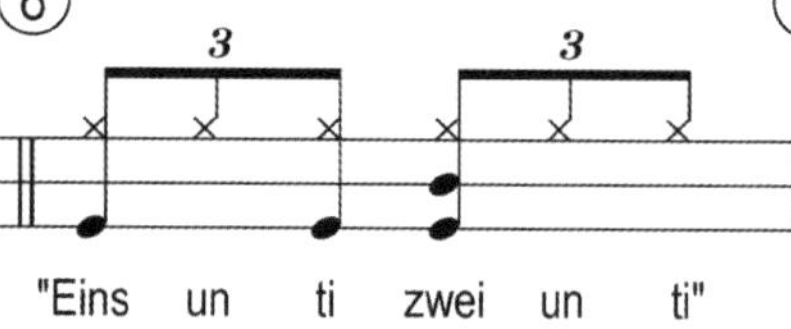

9
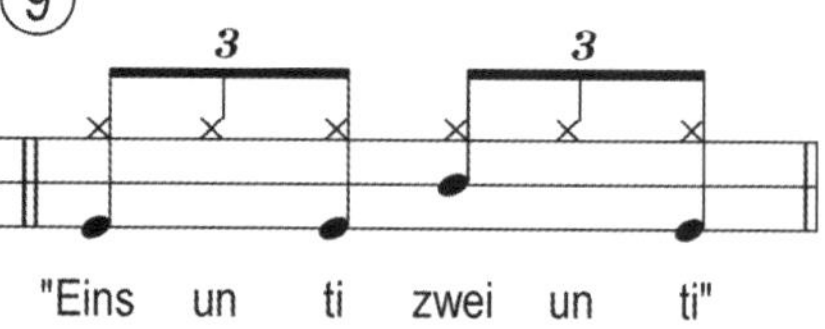

10
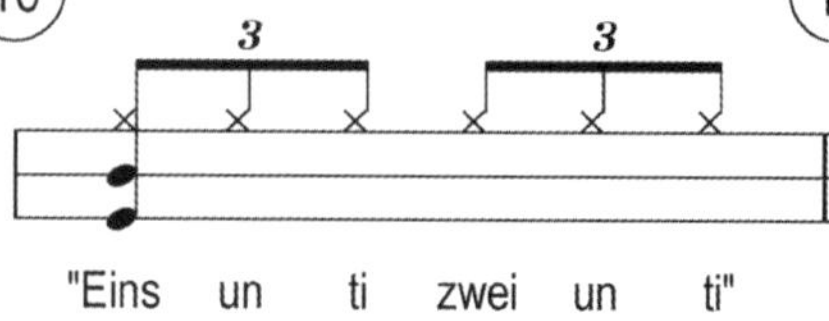

11
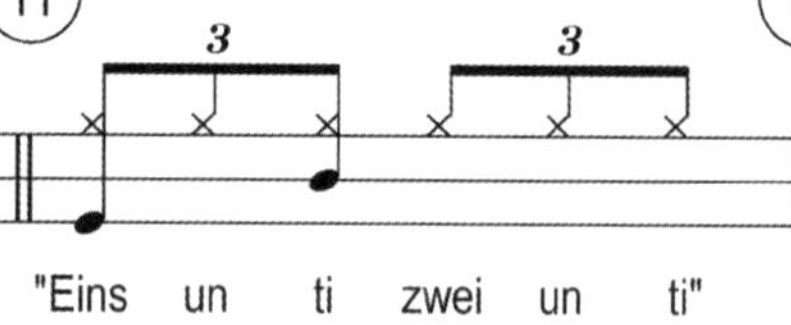

12
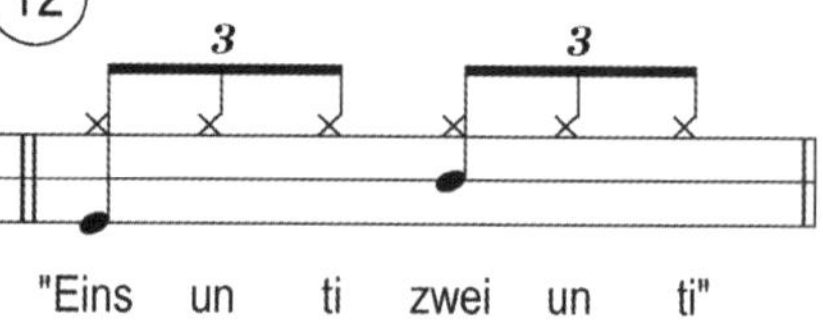

13
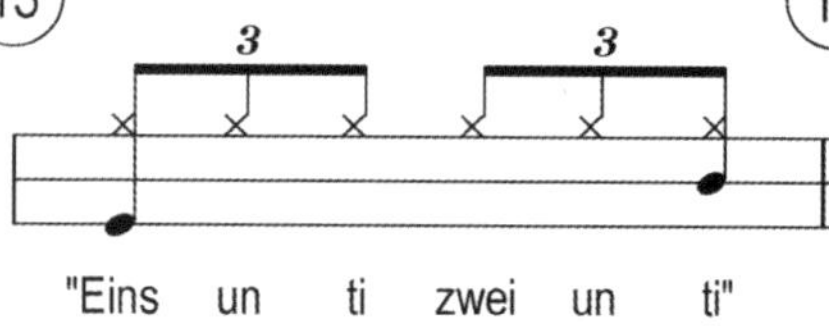

14
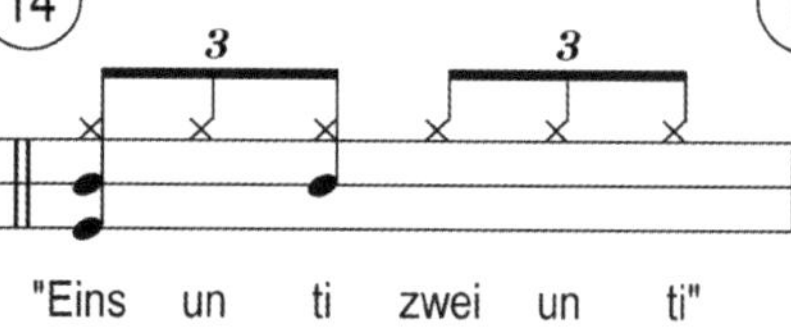

15
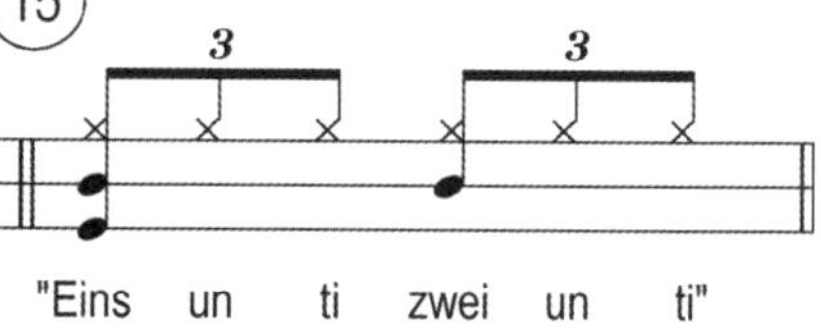

16
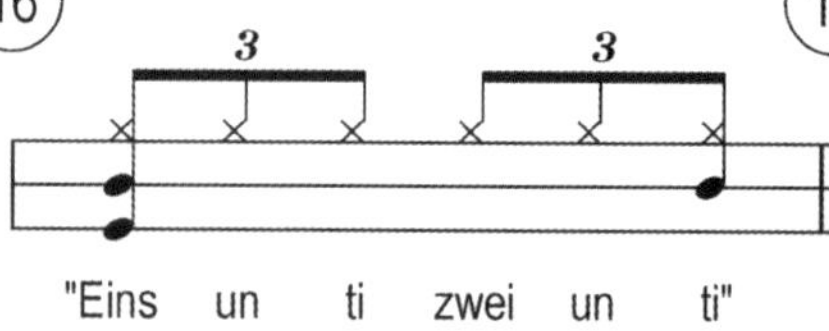

17
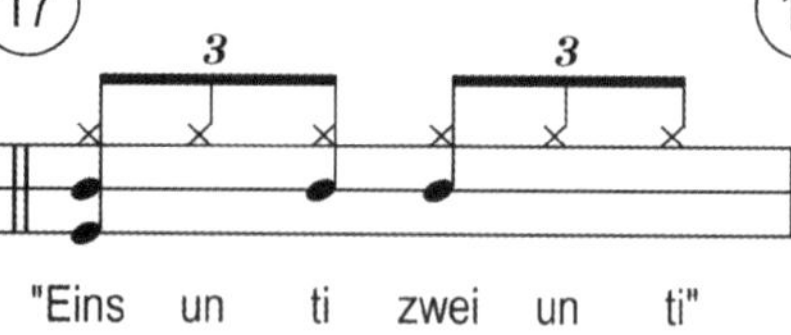

18
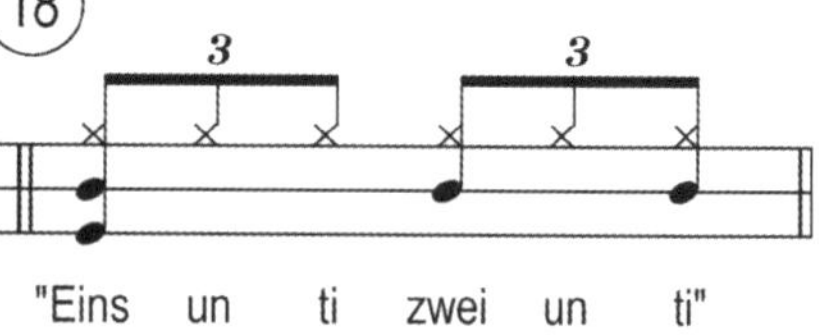

4.1 Level 1: Basis

Bevor du dich hier dransetzt, solltest du prüfen, ob du die jeweils ersten Level der vier anderen Trainingsbereiche bewältigen kannst. Einige der Groove-Patterns beinhalten Doppelschläge im Sechzehntel-Raster mit der Bassdrum (siehe zum Beispiel Groove-Patterns Nr. 9, 16, 21...) Eventuell solltest du auch Kapitel 2.2 durcharbeiten, oder einfach alles mit liegender Ferse spielen.

Die Ostinati in der rechten Hand benutzen nur einfache Single-Strokes.

WORKOUT 4.1.01

Unabhängigkeit binär

1. Benutze Zyklus B. Starttempo 45 bpm.
2. Wähle eins der 5 Ostinati unten für die Hi-Hat-Hand. Gehe damit durch die Groove-Patterns.
3. Kontrolliere optisch, akustisch und Fokuspunkte.
4. Bearbeite zunächst jedes Pattern einzeln. Später wie in der Einleitung beschrieben.
5. Zähle laut alle Rasterpunkte! (Eine un te zwei je....). Bei höherem Tempo zähle Achtel und Viertel.
6. Wenn du dich sicher fühlst, wähle zusätzlich ein Ostinato für den linken Fuß.
7. Notiere dein heutiges Tempo. Wenn du alle Patterns „am Stück" einmal durchspielen kannst, beginne 5 Prozent schneller mit dem nächsten Ostinato.

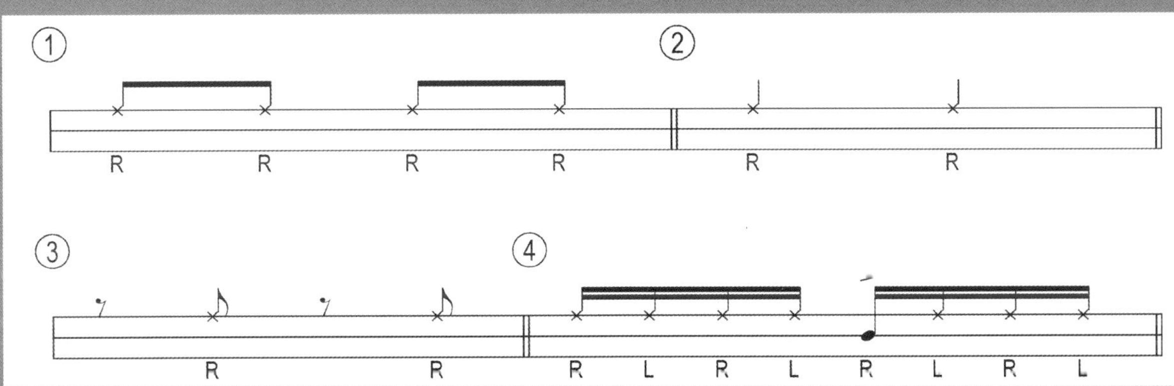

Rechte Hand, Ostinati binär.

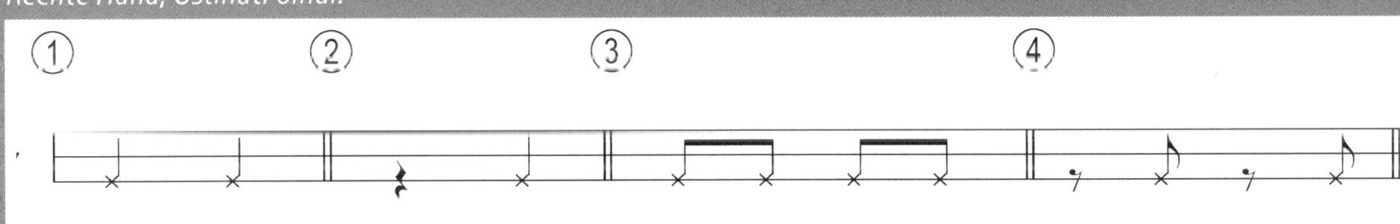

Linker Fuß, Ostinati binär.

WORKOUT 4.1.02

Unabhängigkeit ternär

1. Benutze Zyklus B. Starttempo 60 bpm.
2. Wähle eins der 4 Ostinati unten für die rechte Hand. Gehe damit durch die Groove-Patterns.
3. Bearbeite zunächst jedes Pattern einzeln. Später wie in der Einleitung beschrieben.
4. Kontrolliere optisch, akustisch und Fokuspunkte.
5. Zähle laut alle Rasterpunkte! (Eine un ti zwei un ti....). Bei höherem Tempo zähle Viertel.
6. Wenn du dich sicher fühlst, wähle zusätzlich ein Ostinato für den linken Fuß.
7. Notiere dein heutiges Tempo. Wenn du alle Patterns „am Stück" einmal durchspielen kannst, beginne 5 Prozent schneller mit dem nächsten Ostinato.

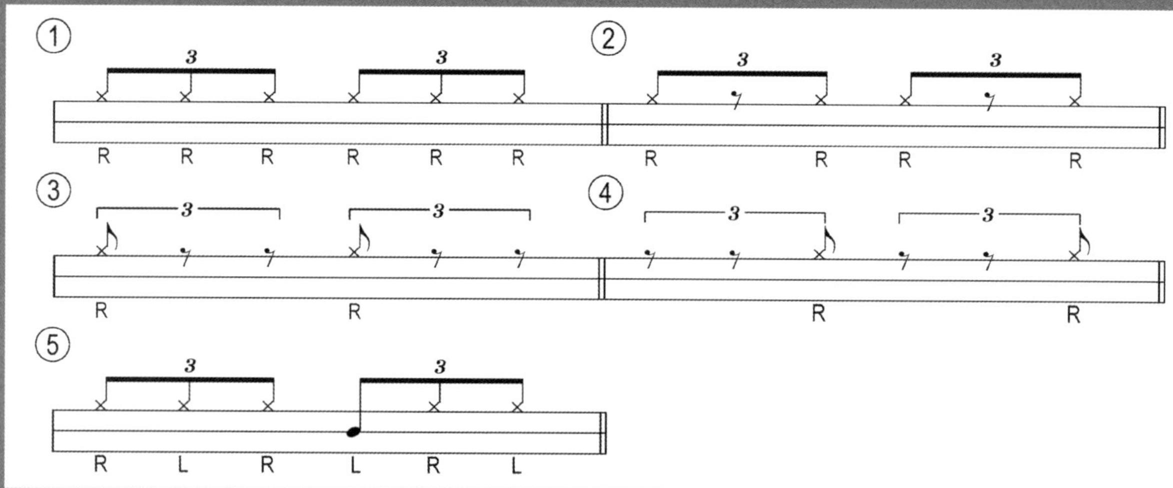

Rechte Hand, Ostinati ternär.

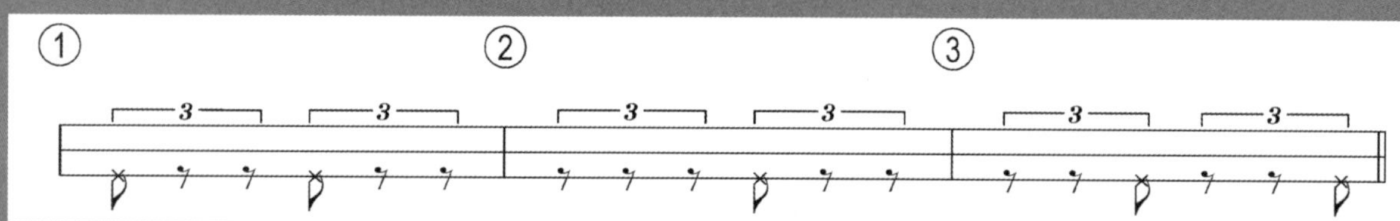

Linker Fuß, Ostinati ternär.

4.2 Level 2: Ostinati mit Akzenten

Hier kommen nun Akzente in der rechten Hand zum Einsatz. Du solltest also mit dem Level 2 im Trainingsbereich „Hände" vertraut sein und die Technik für die Akzente hier entsprechend anwenden.

WORKOUT 4.2.01

Unabhängigkeit binär mit Akzenten

1. Benutze Zyklus B. Starttempo 45 bpm.
2. Wähle eins der 4 Ostinati unten für die rechte Hand. Gehe damit durch die Groove-Patterns.
3. Kontrolliere optisch, akustisch und Fokuspunkte.
4. Bearbeite zunächst jedes Pattern einzeln. Später wie in der Einleitung beschrieben.
5. Zähle laut alle Rasterpunkte! (Eine un te zwei je....). Bei höherem Tempo zähle Achtel und Viertel.
6. Wenn du dich sicher fühlst, wähle zusätzlich ein Ostinato für den linken Fuß.
7. Notiere dein heutiges Tempo. Wenn du alle Patterns „am Stück" einmal durchspielen kannst, beginne 5 Prozent schneller mit dem nächsten Ostinato.

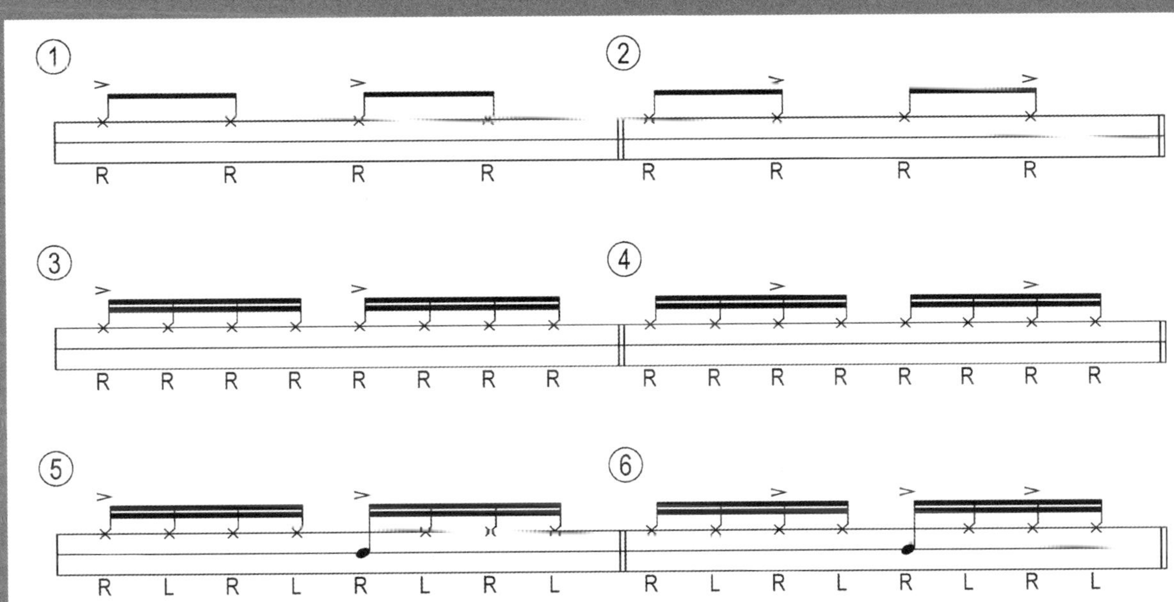

Rechte Hand, Ostinati binär.

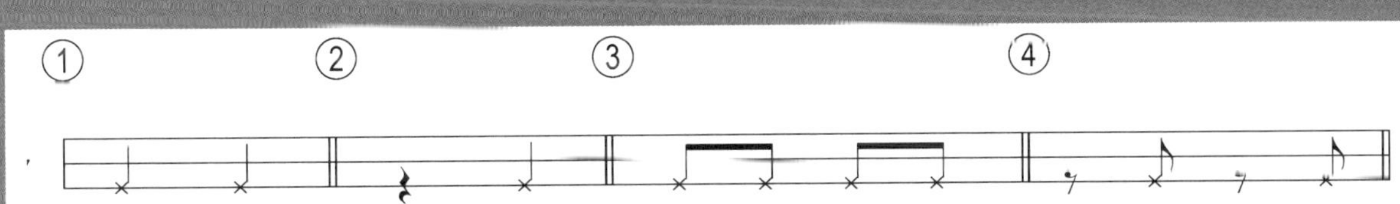

Linker Fuß, Ostinati binär.

WORKOUT 4.2.02

Unabhängigkeit ternär

1. Benutze Zyklus B. Starttempo 60 bpm.
2. Wähle eins der 4 Ostinati unten für die rechte Hand. Gehe damit durch die Groove-Patterns.
3. Bearbeite zunächst jedes Pattern einzeln. Später wie in der Einleitung beschrieben.
4. Kontrolliere optisch, akustisch und Fokuspunkte.
5. Zähle laut alle Rasterpunkte! (Eine un ti zwei un ti....). Bei höherem Tempo zähle Viertel.
6. Wenn du dich sicher fühlst, wähle zusätzlich ein Ostinato für den linken Fuß.
7. Notiere dein heutiges Tempo. Wenn du alle Patterns „am Stück" einmal durchspielen kannst, beginne 5 Prozent schneller mit dem nächsten Ostinato.

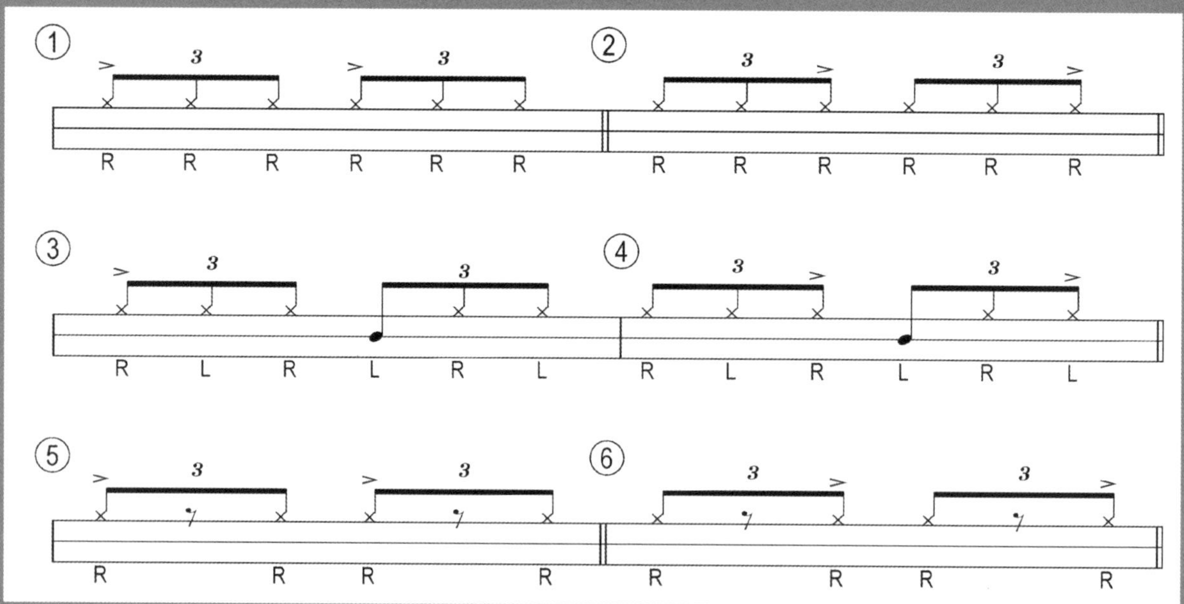

Rechte Hand, Ostinati ternär.

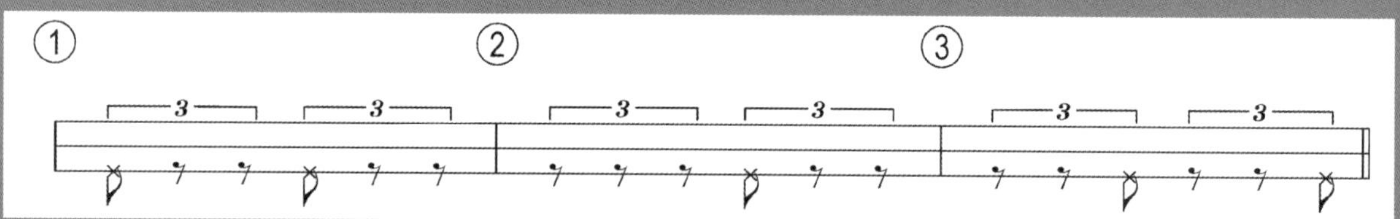

Linker Fuß, Ostinati ternär.

4.3 Level 3: Mit Doubles

Hier werden die Ostinati in der rechten Hand noch komplexer. Es kommen Double-Strokes zum Einsatz. Du solltest Level 3 im Trainingsbereich „Hände" bewältigen können.

WORKOUT 4.3.01

Unabhängigkeit binär

1. Benutze Zyklus B. Starttempo 45 bpm.
2. Wähle eins der 4 Ostinati unten für die rechte Hand. Gehe damit durch die Groove-Patterns.
3. Kontrolliere optisch, akustisch und Fokuspunkte. Wende tageweise abwechselnd die Swing- und die Wave-Motion an.
4. Bearbeite zunächst jedes Pattern einzeln. Später wie in der Einleitung beschrieben.
5. Zähle laut alle Rasterpunkte! (Eine un te zwei je....). Bei höherem Tempo zähle Achtel und Viertel.
6. Wenn du dich sicher fühlst, wähle zusätzlich ein Ostinato für den linken Fuß.
7. Notiere dein heutiges Tempo. Wenn du alle Patterns „am Stück" einmal durchspielen kannst, beginne 5 Prozent schneller mit dem nächsten Ostinato.

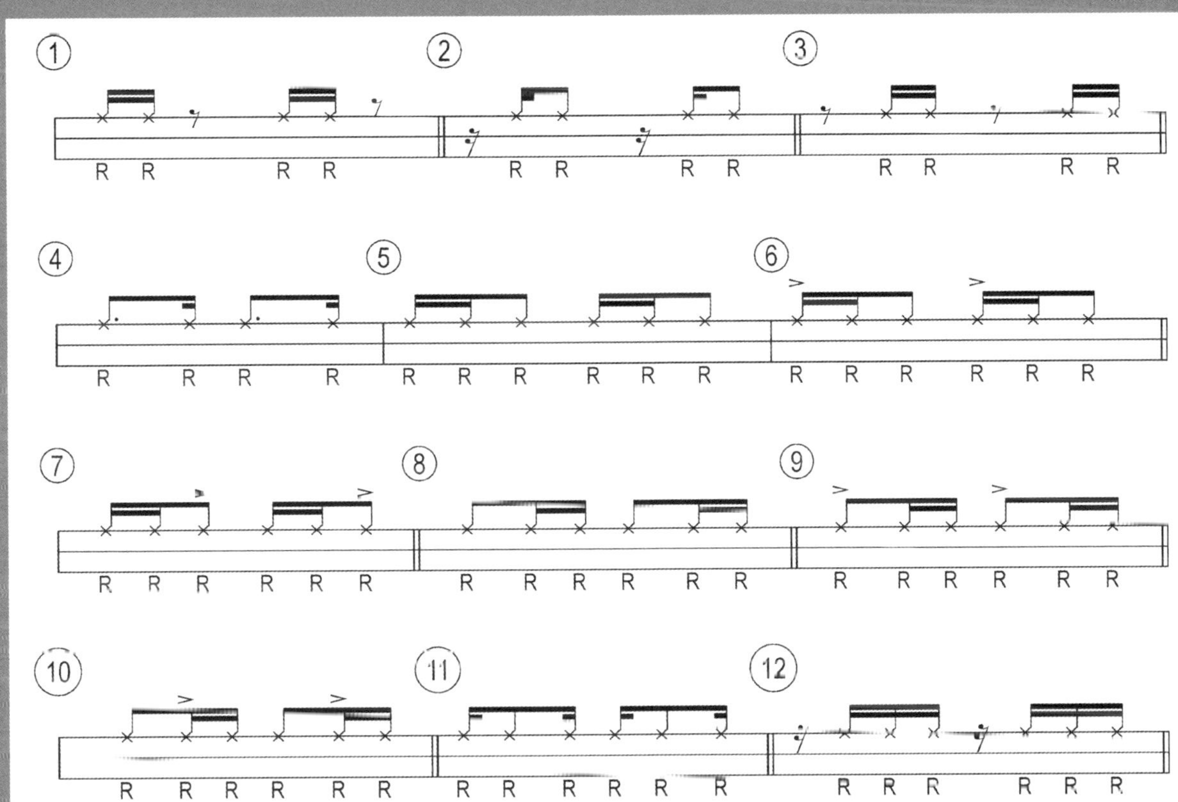

Rechte Hand, Ostinati binär.

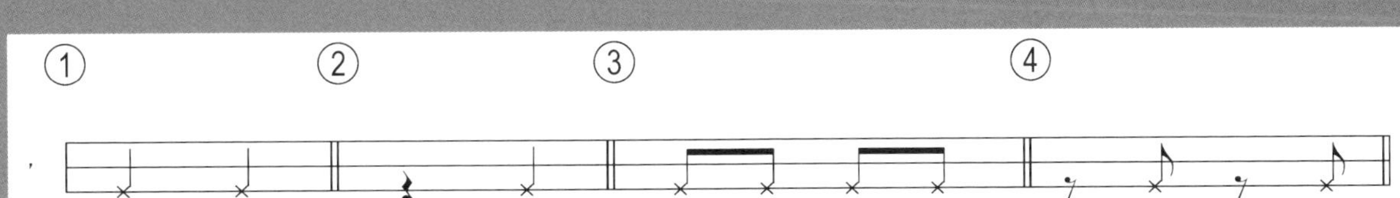

Linker Fuß, Ostinati binär.

WORKOUT 4.3.02

Unabhängigkeit ternär

1. Benutze Zyklus B. Starttempo 65 bpm.
2. Wähle eins der 4 Ostinati unten für die rechte Hand. Gehe damit durch die Groove-Patterns.
3. Bearbeite zunächst jedes Pattern einzeln. Später wie in der Einleitung beschrieben.
4. Kontrolliere optisch, akustisch und Fokuspunkte. Wende tagesweise abwechselnd die Swing- und die Wave-Motion an.
5. Zähle laut alle Rasterpunkte! (Eine un ti zwei un ti....). Bei höherem Tempo zähle Viertel.
6. Wenn du dich sicher fühlst, wähle zusätzlich ein Ostinato für den linken Fuß.
7. Notiere dein heutiges Tempo. Beginne morgen 5 Prozent schneller. Wenn du alle Patterns „am Stück" einmal durchspielen kannst, beginne 5 Prozent schneller mit dem nächsten Ostinato.

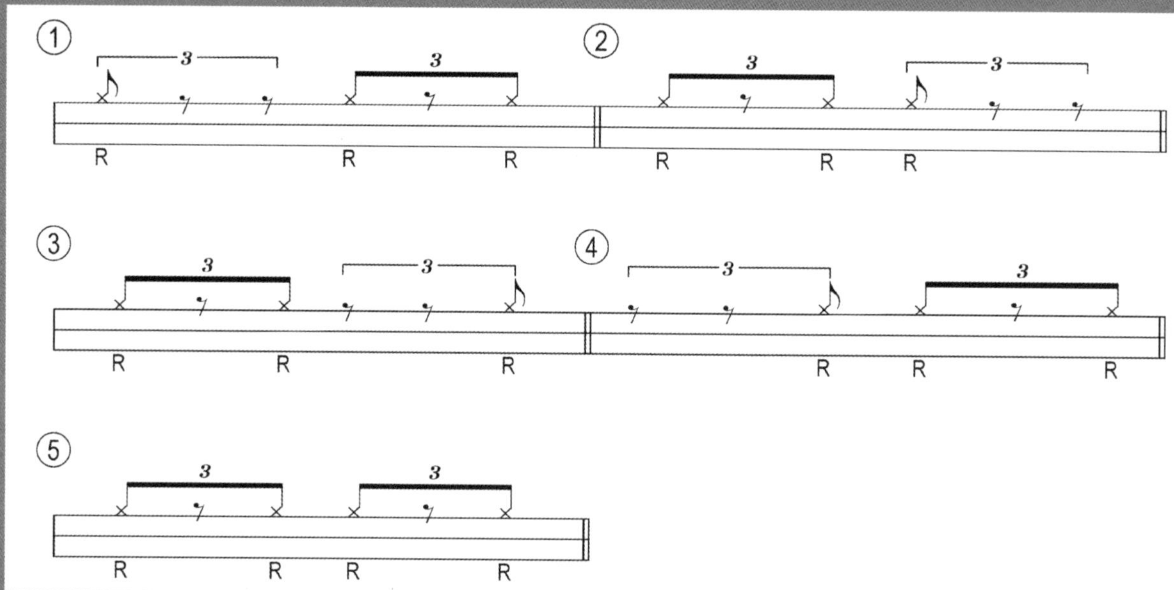

Rechte Hand, Ostinati ternär. Alle Beispiele mit der rechten Hand. Beispiel eins ist das klassische Swing-Pattern auf dem Ride-Becken.

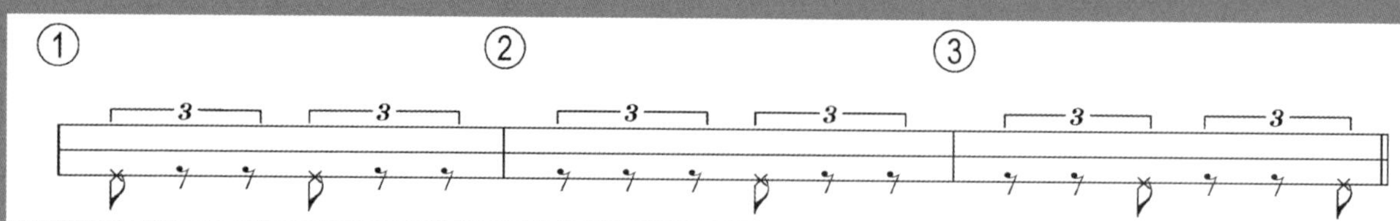

Linker Fuß, Ostinati ternär.

5. Innere Uhr (Timing)

Einführung

Also jetzt muss ich erstmal ausholen... Die Zeit, sagen wir eine Minute, wird in möglichst gleich große Stücke geteilt. Sagen wir: in 120 Stücke, jeweils eine halbe Sekunde lang. An den Schnittstellen dieser Stücke liegt der Puls. In unserem Beispiel hat der Puls also ein „Tempo" von 120 bpm. Das „Timing" bezeichnet die Qualität in der Gleichmäßigkeit dieser Unterteilungen:

Schlechtes Timing = ungleich große Stücke, unregelmäßige Abstände der Pulsschläge.

Gutes Timing = gleich große Stücke, regelmäßige Abstände der Pulsschläge.

Ziel ist es, ein möglichst gleichmäßiges Tempo, sprich einen gleichmäßigen Puls, zu erreichen. Also nicht im Stück schneller oder langsamer zu werden. Du kennst vielleicht den Effekt, dass Songs am Ende irgendwie immer etwas schneller sind als eingezählt wurde. Das passiert vor allem bei Auftritten, wenn Aufregung und Adrenalin unseren eigenen Puls beschleunigen.

Der Puls

Der Puls ist in der Musik das, was für den Maler die Leinwand ist. So, wie die Leinwand das Trägermedium für die Farbe ist, so ist der Puls das Trägermedium für die Töne. Auf der Perlenkette des Pulses werden im zeitlichen Verlauf diese Töne aufgetragen. Ohne diese Perlenkette keine Musik. Ohne Leinwand kein Bild. Ist die Leinwand uneben, so wird man das dem Bild ansehen. Ist der Puls ungleichmäßig, so wird man das der Musik anhören.

In unserer westlichen Musiktradition ist konkret meistens der Viertel-Puls, also die Viertel-Noten in einem Viervierteltakt, gemeint. Wenn du zu einem Musikstück in die Hände klatschst, oder wenn du dazu tanzt, so bist du meistens auf diesem Puls.

Das Herstellen eines möglichst gleichmäßigen Pulses ist die zentrale Aufgabe des Schlagzeugers. Wenn ihm das gut gelingt, hat er ein gutes „Timing".

Das „Mikrotiming“

Die Zeit zwischen den Pulsschlägen ist wiederum aufgeteilt in „Subdivisions".

Es gibt „binäre", durch zwei teilbare Subdivisions:

- Viertel = 1 Schlag von Puls zu Puls, also der Puls selbst. Heißt Viertel, weil 4 davon in einen Vierviertel-Takt passen.
- Achtel = 2 Schläge von Puls zu Puls. Heißt Achtel, weil 8 davon in einen Takt passen.
- Sechzehntel = 4 Schläge von Puls zu Puls
- Zweiunddreißigstel = 8 Schläge von Puls zu Puls

Und es gibt ternäre Subdivisions:

- Achtel-Triolen = 3 Schläge von Puls zu Puls
- Sechzehntel-Triolen (6tolen) = 6 Schläge von Puls zu Puls
- Quintolen und Septolen lassen wir mal außen vor.

Das Mikrotiming bezeichnet die Qualität dieser Unterteilungen. Für ein gutes Mikrotiming brauchst du ein sicheres Gefühl für die Rasterpunkte der Subdivisions. Außerdem brauchst du eine möglichst gute Technik. Wenn die Bewegungsabläufe sicher laufen, können die Schläge sauber im zeitlichen Verlauf platziert werden und es klingt alles schön „tight" und groovt gut.

Für beide Arten von Timing (Timing / Mikrotiming) brauchst du – neben einer guten Technik und einer klaren Vorstellung vom „Feeling" des Stückes – den sicheren Kontakt zum Puls.

Die innere Uhr

Nun ist ja der Schlagzeuger derjenige, der den Puls für alle anderen hörbar macht. Er ist die Quelle für den Puls. Er sollte also einen sicheren Puls schon in sich haben. Das ist die „innere Uhr".

Die „innere Uhr" ist nichts anderes als die Fähigkeit, in jeder Situation den Kontakt zum Puls zu halten. Der Puls läuft immer. So wie dein Herz hört auch der Puls niemals auf zu schlagen. Er beginnt in dir, schon bevor du einzählst. Er läuft gleichmäßig, wenn du Groove spielst. Er läuft ebenso gleichmäßig, wenn du ein Fill-In spielst. Gibt es im Song einen Stopp, so geht der Puls auch hier unbeirrt weiter. Jeder einzelne deiner Schläge bezieht sich auf den Puls. Eine Synkope wird erst durch seinen Bezug zum Puls zur Synkope.

> Als **Synkope** werden Schläge bezeichnet, die neben dem Puls, oder neben den schwereren Betonungen auf einer unbetonten Zählzeit liegen.

Ist die innere Uhr einmal etabliert, hilft sie dir zweifach:

Puls und Tempo

Der Puls bestimmt wie gesagt das Tempo eines Grooves und hat damit einen wesentlichen Einfluss auf sein „Feeling". Jeder Groove, und damit das ganze Musikstück, fühlt sich anders an, wenn du das Tempo auch nur ein bisschen veränderst. Wenn du einen guten Kontakt zum Puls hast, wirst du also sehr schnell merken, wenn sich das Tempo und damit das Feeling verändern.

Puls und Mikrotiming

Erst, wenn zwei Pfähle sicher im Boden stehen, kannst du die Strecke dazwischen gleichmäßig aufteilen. Logisch – mit schwimmenden Bojen geht das nicht. Wenn du guten Kontakt zum Puls hast, deine innere Uhr also sicher und ruhig läuft, so sind diese Pfähle eingeschlagen, und du merkst schnell, wenn die Abstände dazwischen unregelmäßig werden oder die Schläge auf den Rasterpunkten unsauber gesetzt sind. Gleichzeitig müssen deine Bewegungsabläufe rund laufen (Technik), damit es von dieser Seite keine Probleme gibt

In diesem Trainingsbereich hier wollen wir
1. die Pfähle einschlagen – Puls
2. die Zwischenräume gleichmäßig aufteilen – Subdivisions
3. auf den Rasterpunkten der Subdivisions unsere Schläge sauber platzieren.

Laut zählen

Glücklicherweise gibt es eine recht simple Methode, um diese innere Uhr zu trainieren: lautes Zählen. Zugegeben: Es fällt zunächst recht schwer, beim Spielen laut zu zählen. Aber das liegt nicht etwa daran, dass das Zählen eine zusätzliche Anforderung ist. Es ist eher so, dass das Zählen den Puls klar hörbar macht. Dadurch werden Timing-Schwächen offenbart, die du ohne Zählen nicht bemerkst. Du läufst in einem Wald, in dem die Bäume die einzelnen Schläge darstellen. Du hangelst dich von Baum zu Baum, hast aber keine rechte Übersicht und siehst die Pfähle des Pulses nicht.

Das laute Zählen erhebt dich aus diesem Wald:

Du siehst „von oben" die Pulsschläge und wirst nun sensibel für kleine Veränderungen im Abstand zwischen den Pulsschlägen (Tempo). Du siehst nun die Rasterpunkte der Subdivisions zwischen den Pulsschlägen (Mikrotiming). Und bist immer prima orientiert, weil du immer siehst, wo die „Eins" ist. Das ist besonders wichtig. Fill-Ins enden fast immer mit einem Abschlag auf die Eins. Und wenn nicht, musst du erst recht gut wissen, wo die ist.

Die Workouts in diesem Kapitel werden dir helfen, deine innere Uhr in diesem Sinne zu trainieren. Ganz nebenbei lernst du auch noch Rhythmik und Notenlesen. Wie praktisch!! Und keine Panik vor Notenlesen! Notenlesen ist so simpel. Ein einfaches Abzählen der Rasterpunkte.

Der Klick

Der Klick (das Metronom) ist die Referenz, die dir sagt, ob du noch auf dem Puls liegst oder schon daneben. Wie beim lauten Zählen ist das Spielen zum Klick keine zusätzliche Anforderung, sondern es offenbart nur deine Schwächen, sofern du welche hast. Der Klick ist wie ein guter Freund. Wenn du das Feeling triffst und dein Timing gleichmäßig ist, lauft ihr im gleichen Tempo nebeneinander und versteht euch prächtig. Wenn du schneller oder langsamer wirst, lässt dein Freund es dich wissen und hilft dir zurück auf den rechten Weg.

Genug geredet. Mach den Klick an. Das erste Level wartet.

5.1 Level 1: Puls und Subdivisions

Wir wollen zunächst „die Pfähle einschlagen", also einen gleichmäßigen Viertel-Puls etablieren, und die Räume dazwischen, die Subdivisions, schön gleichmäßig aufteilen.

Audio-Track 2: Subdivisions. (Workout 5.1.01).

WORKOUT 5.1.01 (Audio-Track 2)

1. Metronom auf 50 bpm, bleibe bei diesem Tempo. Viertel-Puls. Klatsche ebenfalls im Viertel-Puls.
2. Zähle mit lauter Stimme (nicht so schüchtern, schön laut bitte) wie in den Noten beschrieben. Jede Zeile einzeln, bis es schön rund läuft. Dann die nächste Zeile.
3. Die Zahlen „Eins", „Zwei", „Drei" und „Vier" liegen auf dem Pulsschlag des Metronoms und dem Klatschen der Hände. Sie sollen also gleichzeitig erklingen.
4. Achte auf einen gleichmäßigen Fluss der Zählsilben.

Wenn das gut klappt:

1. Zähle laut und spiele gleichzeitig auf der Snare.

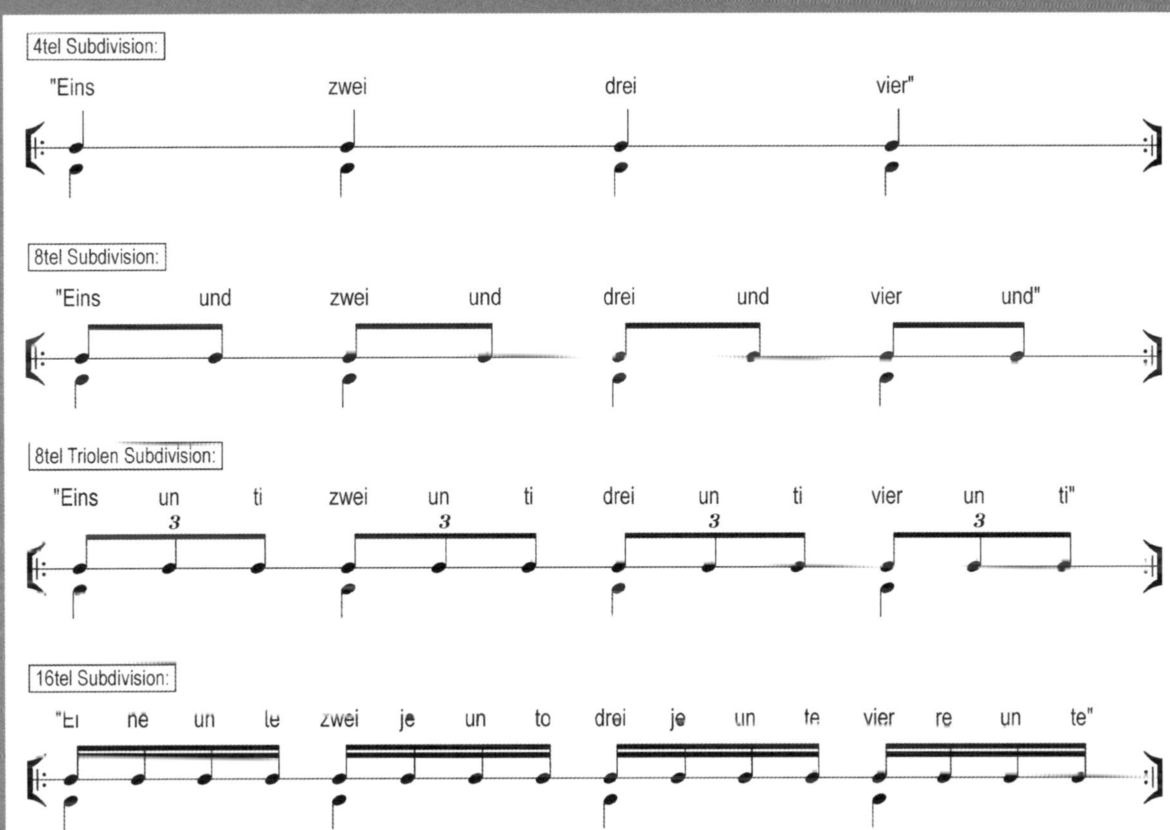

Subdivisions

WORKOUT 5.1.02

Im Workout 5.1.01 hast du ein Gefühl für jede Subdivision entwickelt. Jetzt wollen wir die Anforderung steigern und ein wenig mischen:

1. Metronom auf 50 bpm. Viertel-Puls. Klatsche ebenfalls im Viertel-Puls.
2. Zähle mit lauter Stimme die Subdivisions. Jede Zeile einzeln, bis es schön rund läuft. Dann die nächste Zeile. Schließlich alles am Stück.
3. Die Zahlen „Eins", „Zwei", „Drei" und „Vier" liegen auf dem Pulsschlag des Metronoms und dem klatschen der Hände. Sie sollen also gleichzeitig erklingen.
4. Achte auf einen gleichmäßigen Fluss der Zählsilben.

Wenn das gut klappt:
1. Zähle laut und spiele gleichzeitig auf der Snare. Handsatz streng rechts, links, rechts, links ...
2. Notiere dein heutiges Tempo. Beginne morgen 5 Prozent schneller.

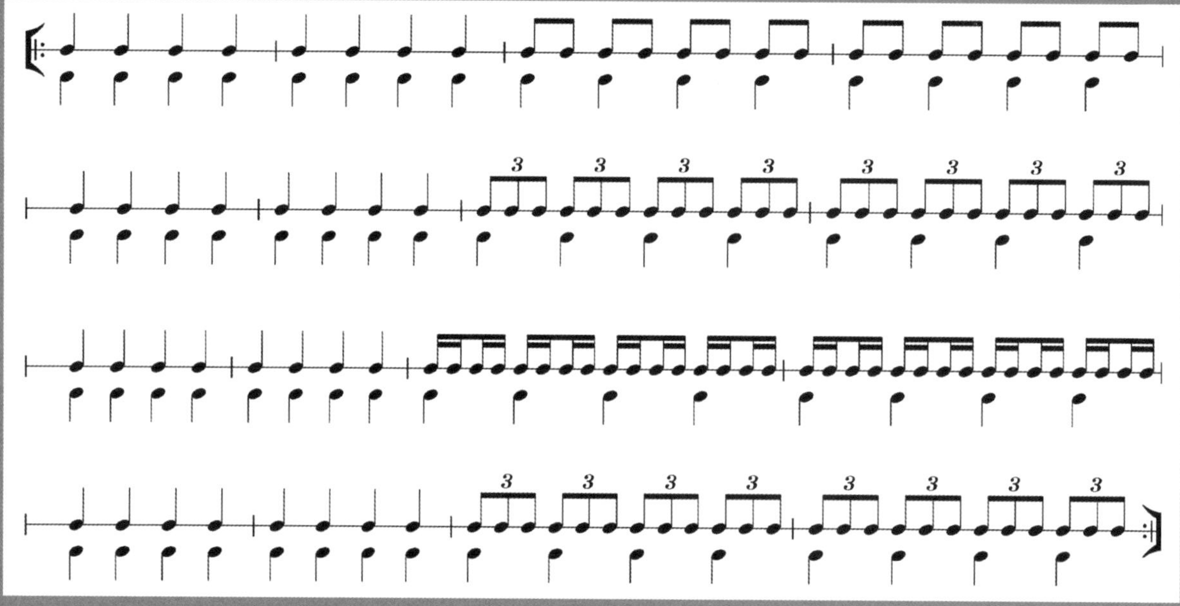

„Subdivisions" Lesetext eins

WORKOUT 5.1.03

Das gleiche Prinzip wie im Workout vorher, nur etwas „dichter".

1. Metronom auf 50 bpm. Viertel-Puls. Klatsche ebenfalls im Viertel-Puls.
2. Zähle mit lauter Stimme die Subdivisions. Jede Zeile einzeln, bis es schön rund läuft. Dann die nächste Zeile. Schließlich alles am Stück.
3. Die Zahlen „Eins", „Zwei", „Drei" und „Vier" liegen auf dem Pulsschlag des Metronoms und dem klatschen der Hände. Sie sollen also gleichzeitig erklingen.
4. Achte auf einen gleichmäßigen Fluss der Zählsilben.

Wenn das gut klappt:

1. Zähle laut und spiele gleichzeitig auf der Snare. Rechts, links, rechts, links ......
2. Notiere dein heutiges Tempo. Beginne morgen 5 Prozent schneller.

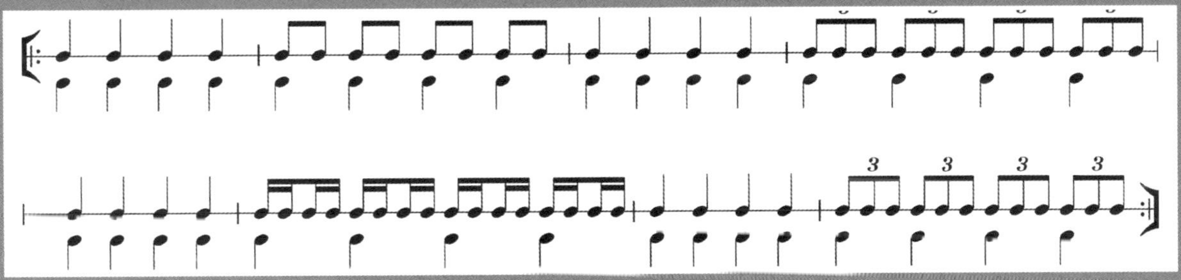

„Subdivisions" Lesetext zwei

Audio-Track 3: Lesetext Subdivisions (Workout 5.1.04).

WORKOUT 5.1.04 (Audio-Track 3)

Die „Abschlussprüfung" für Level 1.

1. Metronom auf 50 bpm. Viertel-Puls. Klatsche ebenfalls im Viertel-Puls.
2. Zähle mit lauter Stimme die Subdivisions. Jede Zeile einzeln, bis es schön rund läuft. Dann die nächste Zeile. Schließlich alles am Stück.
3. Die Zahlen „Eins", „Zwei", „Drei" und „Vier" liegen auf dem Pulsschlag des Metronoms und dem klatschen der Hände. Sie sollen also gleichzeitig erklingen.
4. Achte auf einen gleichmäßigen Fluss der Zählsilben.

Wenn das gut klappt:

1. Zähle laut und spiele gleichzeitig auf der Snare. Handsatz streng rechts, links, rechts, links ...
2. Notiere dein heutiges Tempo. Beginne morgen 5 Prozent schneller.

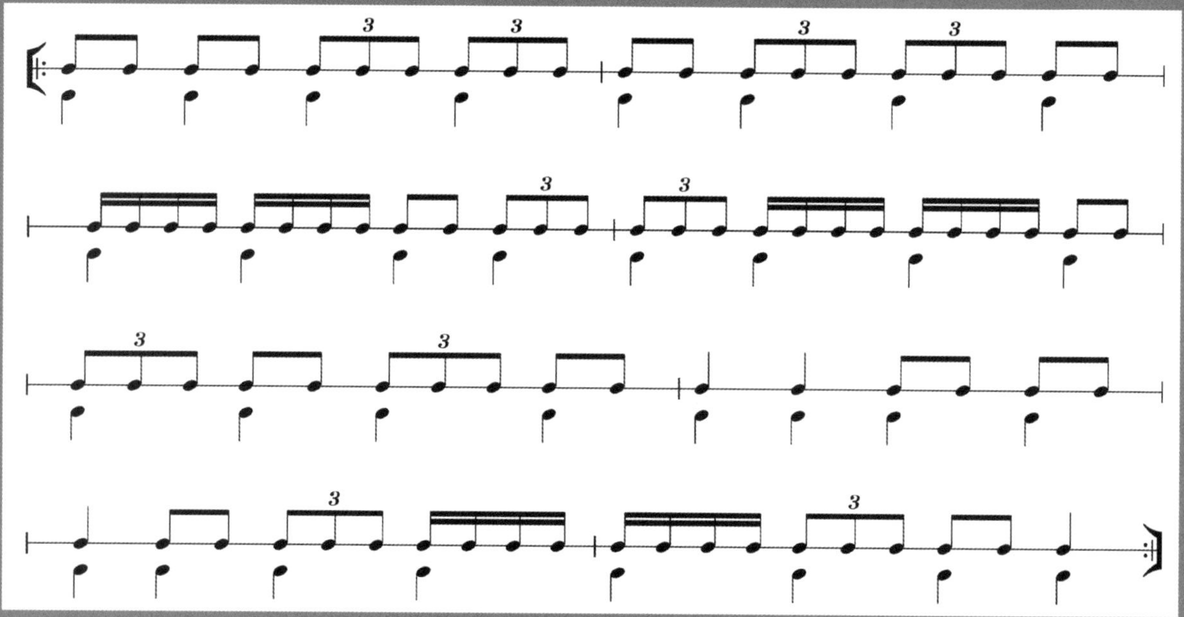

Subdivisions Lesetext drei

5.2 Level 2: Puls und rhythmische Grundmuster

Wenn du die Subdivisions aus Level eins gut drauf hast, lernst du nun, auf diesem „Netz" die Noten sauber zu platzieren. Die hier verwendeten rhythmischen Grundmuster, oder Rhythmus-Patterns, sind das Vokabular, das beim Trommeln zum Einsatz kommt.

Hier erweiterst du dein rhythmisches Vokabular und lernst, wie sich diese Vokabeln „anfühlen". Zudem gewöhnst du dich an die charakteristischen Bilder der Notenschrift. Weil alles im Verhältnis zum – mit der Stimme laut gesprochenen – Puls steht, wird dieser innerlich weiter stabilisiert.

Die Schläge einiger Beispiele liegen nur auf Synkopen. Also konsequent neben dem Puls. Diese Patterns ziehen dich mit aller Macht weg vom Puls und wenn du nicht aufpasst, verlierst du ihn, und die Synkope erscheint dir als Puls. Also immer schön laut zählen, damit das nicht passiert. Mit der Zeit wirst du merken, wie sich das betreffende Rhythmus-Pattern „anfühlt", und es wird dir leichter fallen, auf dem Puls zu bleiben.

Diese Workouts wirst du anfangs möglicherweise nicht in zehn Minuten durchspielen können. Macht nichts. Markiere die Stelle, wo du aufgehört hast, mache morgen dort weiter.

Die Sechzehntel- oder Achteltriolen-Noten unter den Systemen dienen der Orientierung.

Audio-Track 4: Rhythmus-Pattern, binär (Workout 5.2.01).

WORKOUT 5.2.01 (Audio-Track 4)

Rhythmus-Pattern (rhythmische Grundmuster), binär

1. Metronom auf 50 bpm. Viertel-Puls.
2. Zähle mit lauter Stimme die Sechzehntel-Subdivision und schlage den Rhythmus auf der Snare (Handsatz streng rechts, links, rechts, links....) oder mit den Füßen (nur rechts, nur links oder rechts, links, rechts, links...).
3. Mit steigendem Tempo wechsle auf Achtel- oder Viertel-Zählweise.
4. Wenn eine Zeile gut läuft, wechsle zur nächsten. Auf diese Weise durch das ganze Workout.
5. Die Zahlen „Eins", „Zwei", „Drei" und „Vier" liegen auf dem Pulsschlag des Metronoms. Sie sollen also gleichzeitig erklingen.
6. Achte auf einen gleichmäßigen Fluss der Zählsilben.
7. Notiere dein heutiges Tempo. Beginne morgen 5 Prozent schneller.

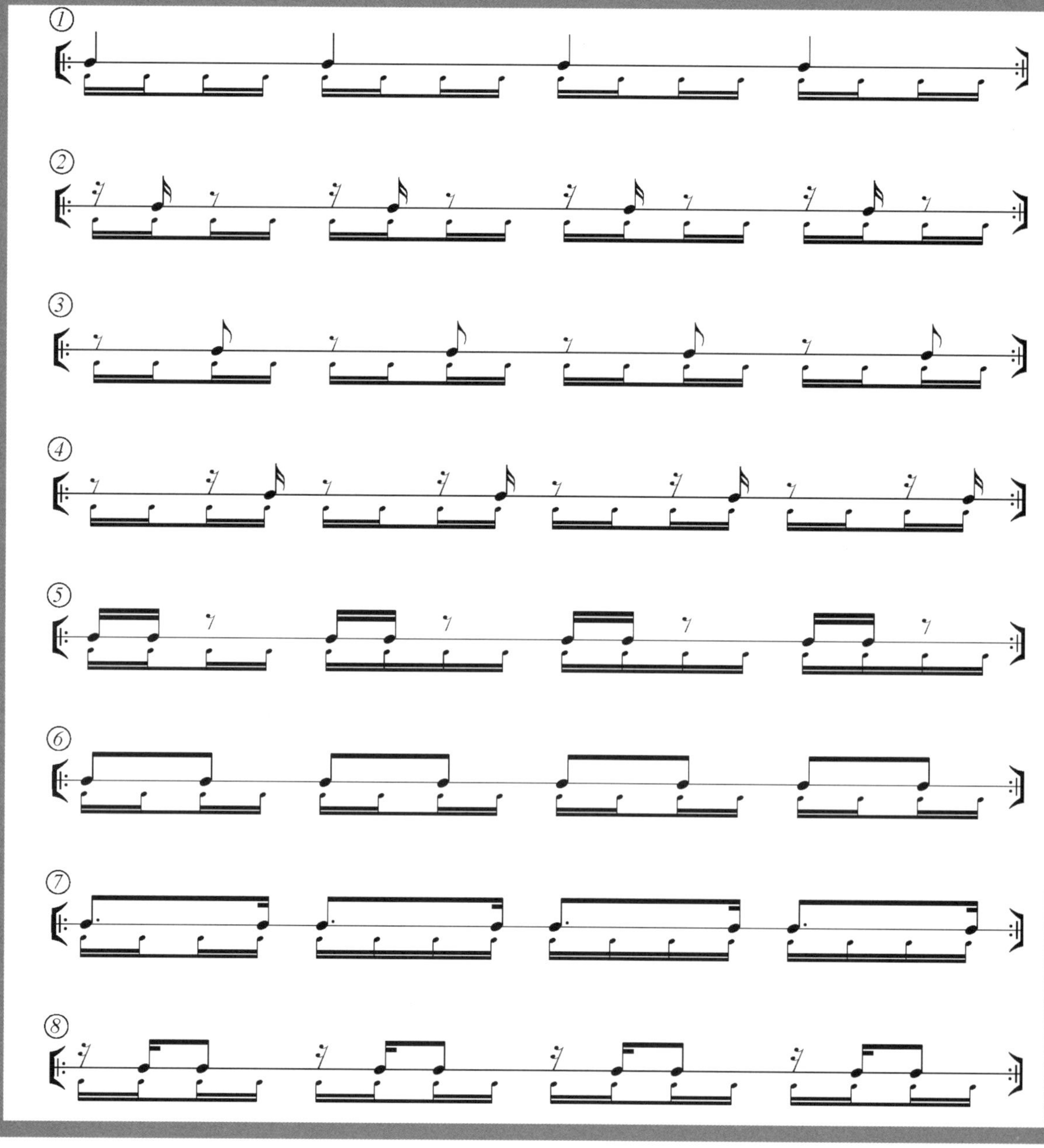

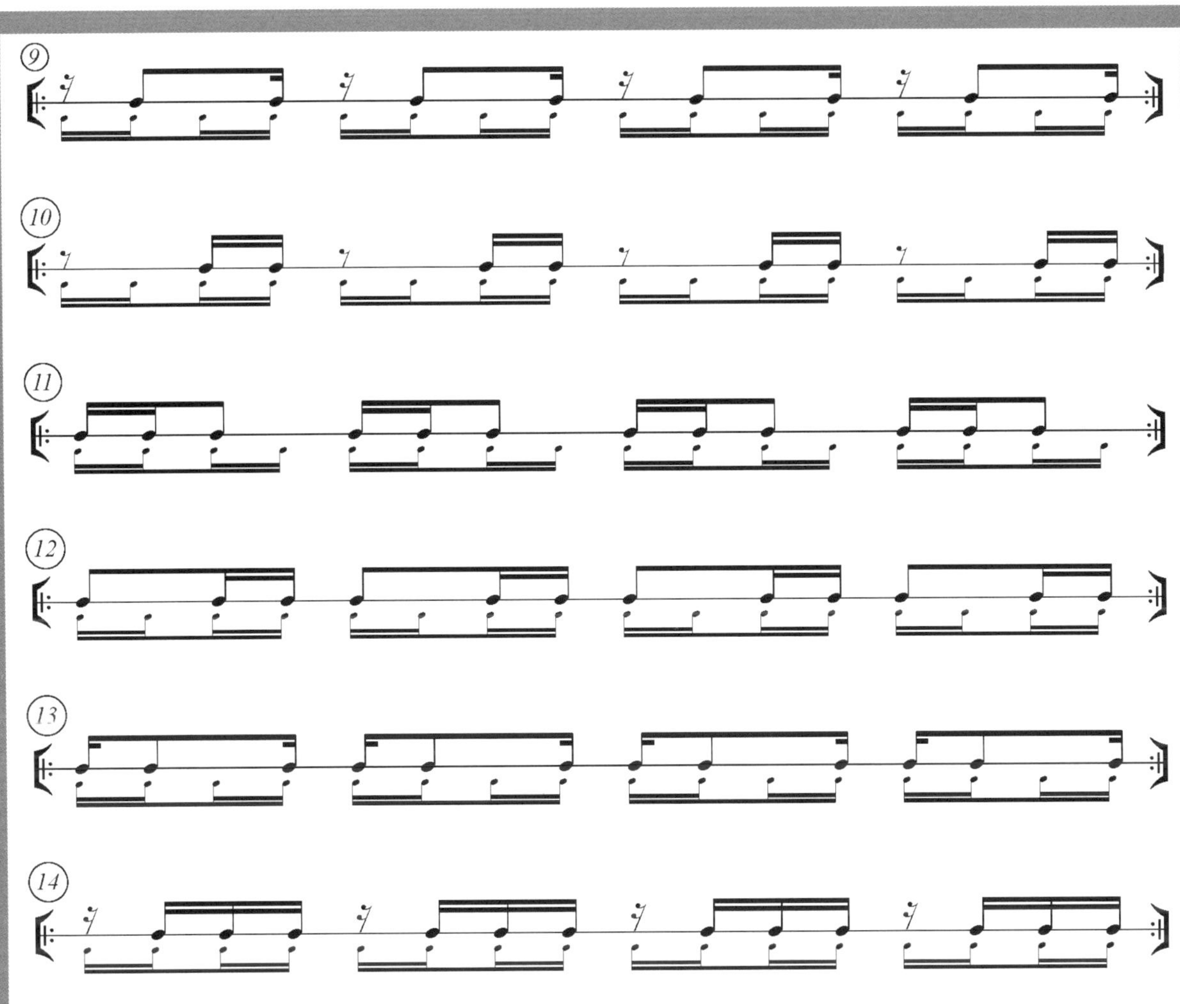

Rhythmische Grundmuster, binär

Audio-Track 5: Rhythmus-Pattern, ternär (Workout 5.2.02).

WORKOUT 5.2.02 (Audio-Track 5)

Rhythmus-Pattern (rhythmische Grundmuster), ternär

1. Metronom auf 65 bpm. Viertel-Puls.
2. Zähle mit lauter Stimme die Triolen-Subdivision und schlage den Rhythmus auf der Snare (Handsatz streng rechts, links, rechts, links....) oder mit den Füßen (nur rechts, nur links oder rechts, links, rechts, links...).
3. Mit steigendem Tempo wechsle auf die Viertel-Zählweise.
4. Wenn eine Zeile gut läuft, wechsle zur nächsten. Auf diese Weise durch das ganze Blatt.
5. Die Zahlen „Eins“, „Zwei“, „Drei“ und „Vier“ liegen auf dem Pulsschlag des Metronoms. Sie sollen also gleichzeitig erklingen.
6. Achte auf einen gleichmäßigen Fluss der Zählsilben.
7. Notiere dein heutiges Tempo. Beginne morgen 5 Prozent schneller.

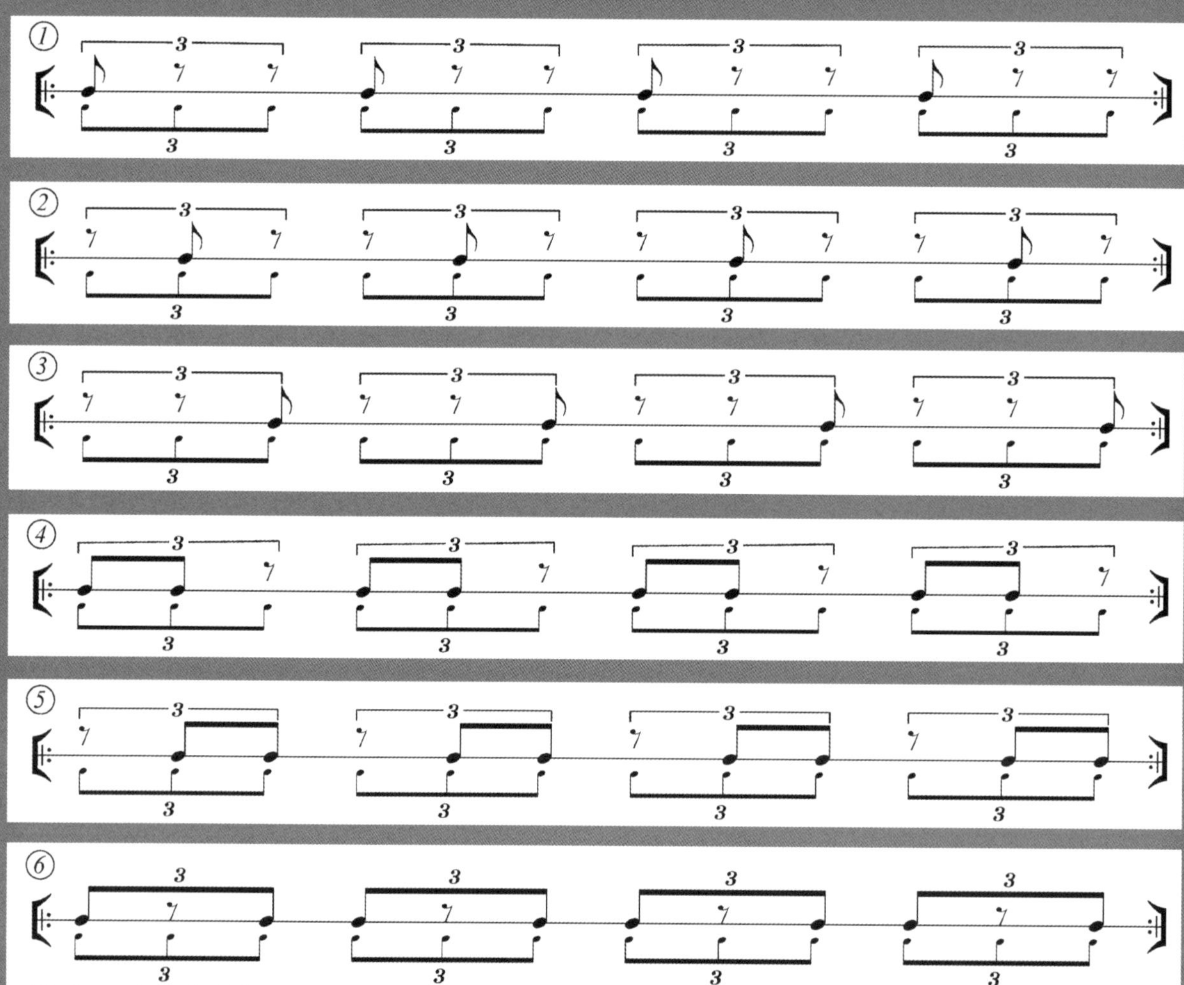

Rhythmische Grundmuster, ternär

Audio-Track 6: Lesetext, binär (Workout 5.2.03).

Wenn die Rhythmus-Pattern oben sicher laufen, kannst du dich mal hier dran setzen:

WORKOUT 5.2.03 (Audio-Track 6)

Lesetext für Level 2, binär.

1. Metronom auf 50 bpm. Viertel-Puls.
2. Zähle mit lauter Stimme die Sechzehntel-Subdivision und schlage den Rhythmus auf der Snare. Handsatz: rechts, links, rechts, links...
3. Mit steigendem Tempo wechsle auf Achtel- oder Viertel-Zählweise.
4. Wenn eine Zeile gut läuft, wechsle zur nächsten. Auf diese Weise durch das ganze Blatt.
5. Die Zahlen „Eins", „Zwei", „Drei" und „Vier" liegen auf dem Pulsschlag des Metronoms. Sie sollen also gleichzeitig erklingen.
6. Achte auf einen gleichmäßigen Fluss der Zählsilben.
7. Notiere dein heutiges Tempo. Beginne morgen 5 Prozent schneller.

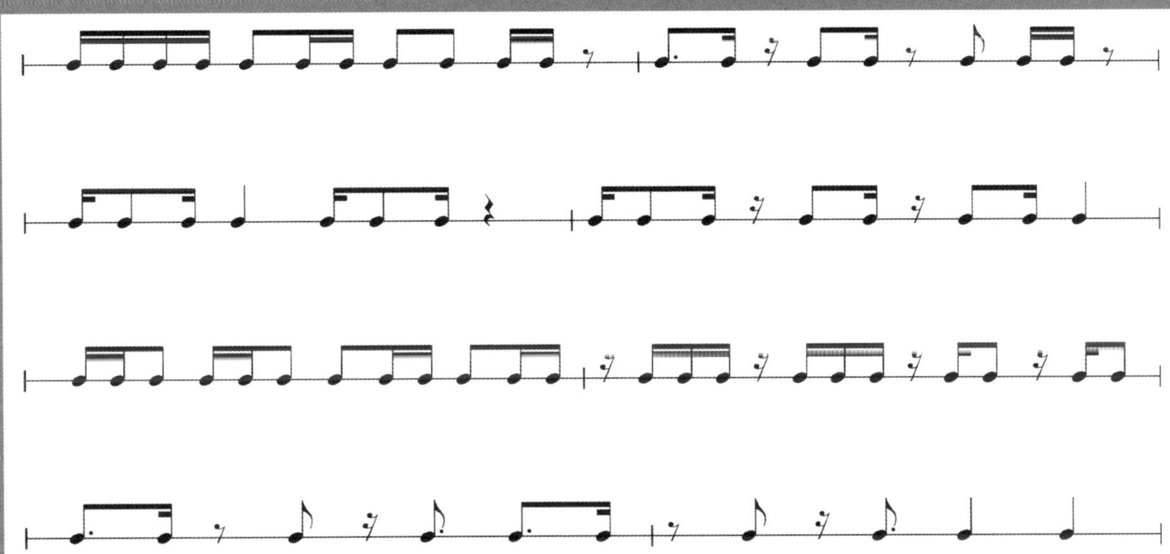

Lesetext, binär

Audio-Track 7: Lesetext, ternär (Workout 5.2.04).

WORKOUT 5.2.04 (Audio-Track 7)

Lesetext für Level 2, ternär

1. Metronom auf 65 bpm. Viertel-Puls.
2. Zähle mit lauter Stimme die Triolen-Subdivision und schlage den Rhythmus auf der Snare. Handsatz: rechts, links, rechts, links...
3. Mit steigendem Tempo wechsle auf die Viertel-Zählweise.
4. Wenn eine Zeile gut läuft, wechsle zur nächsten. Auf diese Weise durch das ganze Blatt.
5. Die Zahlen „Eins", „Zwei", „Drei" und „Vier" liegen auf dem Pulsschlag des Metronoms. Sie sollen also gleichzeitig erklingen.
6. Achte auf einen gleichmäßigen Fluss der Zählsilben.
7. Notiere dein heutiges Tempo. Beginne morgen 5 Prozent schneller.

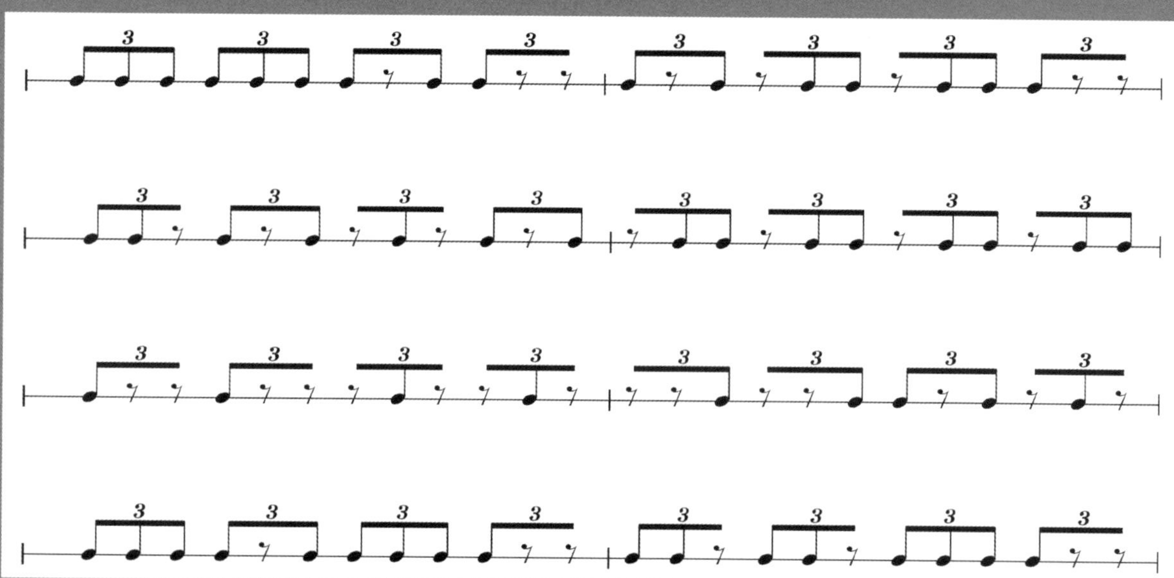

Lesetext, ternär

Übevorschlag für Fleißige

Die Rhythmus-Pattern hier und die Leseübungen sind „Rohmaterial". Wenn sie „trocken" gut funktionieren, kannst du sie auch am Set als Fill-In benutzen. Spiele zum Beispiel einen Takt Groove (nichts Wildes) und einen beliebigen Takt aus Workout 5.2.03 oder 5.2.04 im Wechsel. Du kannst die Schläge auch orchestrieren, also auf dem Set verteilen. Probiere mal, mit den Patterns über die Toms zu laufen. Du kannst auch einzelne oder mehrere Schläge mit beiden Händen gleichzeitig schlagen, oder einzelne Schläge zusammen mit Bassdrum und Crashbecken, oder, oder, oder.

Es gibt Orchestrierungsmuster ohne Ende. So kannst du mit einem Rhythmus-Pattern unendlich viele Variationen kreieren. Sei kreativ. Aber bleibe jeweils länger bei einem „Muster", damit deine Hände und Füße eine Chance haben, die Bewegungen zu speichern. Und auf jeden Fall immer mit Klick oder Playalong und mit lauter Stimme.

5.3 Level 3: Übungen fürs Timing

In den Levels eins und zwei hast du „trocken" an deiner inneren Uhr gearbeitet. Hier kannst du nun deine Fähigkeiten einsetzen und überprüfen.

Die Playalongs

Die Playalongs auf der CD (Track 8 bis 25) sind dafür da, deine innere Uhr zu überprüfen und zu stärken. Es sind einfache „Groove Playalongs" in verschiedenen Styles und Feels. Die Songstrukturen sind einfach. Sie haben aber zwei besondere Merkmale:

- Die „Time-Playalongs" liegen in 3 Tempi vor, die sich nur wenig unterscheiden. Der Abstand beträgt jeweils nur 4 bpm.
- In den „Gap-Playalongs" (Gap: Englisch, Lücke) unterbricht die Musik in regelmäßigen Abständen. In diesen Lücken läuft die Zeit aber weiter, und auf der nächsten „Eins" setzt die Musik wieder ein. Die Lücken sind, je nach Version, einen halben Takt, einen Takt oder zwei Takte lang.

Audio-Track 8-16: Time-Playalongs

Audio-Track 17-25: Gap Playalongs

Die Playalongs habe ich übrigens recht einfach mit „Garage Band", einem Loop-basierten Musikprogramm, auf meinem Laptop zusammengeschraubt. Solche Programme gibt es mittlerweile günstig für alle Plattformen.

Tempo halten

Die Time-Playalongs helfen dir, dein Tempo zu halten und verschiedene Tempo-Nuancen zu empfinden. Im Vorwort zu diesem Kapitel sagte ich bereits, dass jedes Tempo ein bestimmtes „Feeling" erzeugt. Wenn du das Tempo veränderst, veränderst du auch das Feeling. Da du als Schlagzeuger das Tempo bestimmst, bestimmst du auch das Feeling!

Versuche nicht „etwas schneller" oder „etwas langsamer" zu spielen. Das können die Maschinen besser. Der Trick besteht für dich darin, dieses „Feeling" genau zu kennen und abzuspeichern. Der Song muss sich im letzten Takt genauso anfühlen wie im ersten. Wenn du dich langweilst oder von der Energie mitgerissen wirst, veränderst sich dein Feeling für das Stück und damit das Tempo.

WORKOUT 5.3.01
Die Time-Workouts

1. Wähle ein Time-Playalong (Audio-Track 8-16).
2. Spiele einen simplen Groove. Keine Fill-Ins. Höre auf die Musik, den Bass, die anderen Instrumente. Lass dich mitnehmen. Setze dich auf das Tempo. Wenn du zu schnell oder zu langsam bist, verändere dein Feeling bis du genau drauf bist und nichts mehr „reibt". Spüre das Feeling. Speichere es ab. Halte es bis zum Ende.
3. Wähle eins der zwei anderen Tempi.
4. Setze dich auf das neue Tempo. Spüre den kleinen Unterschied im Feeling. Passe dich an, bis du genau drauf bist und nichts mehr reibt.
5. Wähle das dritte Tempo.
6. Wechsle zwischen dem Tempoversionen hin und her.

Es ist nicht nötig, die Songs der Reihe nach zu „knacken". Wähle ruhig für jedes Workout ein anderes Playalong, wenn du magst.

Das Fill-In-Problem

Du kennst vielleicht das Problem, dass du nach Fill-Ins die Eins nicht sauber triffst oder im Fill-In schneller wirst. Das liegt meistens daran, dass du den Kontakt zum Puls verlierst. Im Groove fällt das oft nicht so auf, weil deine rechte Hand auf der Hi-Hat einen gleichmäßigen Puls liefert und deine Time so „von außen gestützt" wird. Wenn du aber ins Fill-In gehst, fällt diese Stütze weg, und du verlierst schnell die Orientierung. Vor allem, wenn du komplizierte Sachen versuchst, die dich technisch überfordern.

Du musst es also schaffen, am Puls zu bleiben. In den Levels 1 und 2 hast du ja schon einiges dafür getan.

WORKOUT 5.3.02
Die Fill-In-Workouts

1. Wähle ein Gap-Playalong (Audio-Track 17-25) mit halbtaktigen Lücken.
2. Spiele einen simplen Groove. Zunächst noch keine Fill-Ins. Setze dich auf das Tempo. In den Lücken spiele unbeirrt weiter. Behalte das Feeling. Nicht nervös werden.
   Wenn das gut funktioniert:
3. Spiele in die Lücke hinein ein einfaches Fill-In, das du auch laut zählend gut bewältigen kannst (vorher trocken mal checken). Im Fill-In behalte den Puls im Blick und verliere nicht das Feeling. Auch das Fill-In soll sich anfühlen wie der Groove – nur mit anderen Tönen.
   Wenn das funktioniert:
4. Probiere das Playalong mit den eintaktigen, später mit den zweitaktigen Pausen.

Du musst nicht zwangsläufig auch ein oder zweitaktige Fill-Ins spielen. Hauptsache ist, du kommst satt zusammen mit der Musik wieder auf die Eins.

Übevorschlag für Überall

Wo ein CD-Spieler ist, kannst du an deinem Timing üben. Zum Beispiel im Auto. Wähle ein Gap-Playalong, nehme das Tempo auf und klatsche nach der Lücke auf die Eins. Na? Getroffen?

Workoutvorschlag für Fleißige

Die Workouts aus „Koordination" und die Workouts aus dem Level 2 dieses Kapitels sind gut geeignet, als „Fill-Ins" für die Lücken in den Gap-Playalongs benutzt zu werden. Pur sind sie vielleicht etwas dröge. Aber wenn du sie orchestrierst, variierst und kombinierst, sind es gute Ausgangspunkte, um eigene Ideen zu entwickeln.

DVD-Inhalt

Die DVD-Video enthält über 60 Minuten Filmmaterial, in dem du alle Bewegungsabläufe genau erkennen kannst:

Video 1.01: Einführung: Sitzen und Stöcke halten
Video 1.02: Der Stroke aus dem Handgelenk. Bewegungsablauf, Fokuspunkte, Dynamikstufen
Video 1.03: Vorübung zum Stroke (Workout 1.1.01)
Video 1.04: Der Bounce. Bewegungsablauf und Fokuspunkte
Video 1.05: Fingerübung (Workout 1.1.05)
Video 1.06: Akzente mit der Whip-Motion
Video 1.07: Der Snap
Video 1.08: Die Swing-Motion. Bewegungsablauf, Fokuspunkte, Dynamikstufen
Video 1.09: Der Double-Stroke-Roll mit Swing-Motion (Workout 1.3.04)
Video 1.10: Der Double-Stroke-Roll inverted (Workout 1.3.05)
Video 1.11: Der Paradiddle (Workout 1.3.06)
Video 1.12: Die Wave-Motion
Video 1.13: Der Double-Stroke-Roll unter Verwendung der Wave-Motion (Workout 1.3.09)
Video 1.14: Der Paradiddle mit Akzent (Workout 1.3.11)
Video 2.01: Optimale Einstellung der Fußmaschine
Video 2.02: Einzelschlag Heel-Down (Workout 2.1.01)
Video 2.03: Heel-Down-Übung (Workout 2.1.02)
Video 2.04: Heel-Down-Hi-Hat (Workout 2.1.04)
Video 2.05: Heel-Up-Bassdrum (Workout 2.1.05)
Video 2.06: Heel-Up-Hi-Hat (Workout 2.1.06)
Video 2.07: Slip-Technik Bassdrum
Video 2.08: Heel-Toe-Technik Bassdrum
Video 2.09: Die erste „Steve-Smith-Übung"
Video 2.10: Die zweite „Steve-Smith-Übung"

Audio-CD-Inhalt

Die Audio-CD enthält fast 60 Minuten Playbacks und Beispieltracks für deine Groove-Übungen:

Track 1: Funky Groove
Track 2: Subdivisions (Workout 5.1.01)
Track 3: Lesetext Subdivisions (Workout 5.1.04)
Track 4: Rhythmus-Pattern, binär (Workout 5.2.01)
Track 5: Rhythmus-Pattern, ternär (Workout 5.2.02)
Track 6: Lesetext, binär (Workout 5.2.03)
Track 7: Lesetext, ternär (Workout 5.2.04)
Track 8: „Westcoast": Tempo 88 bpm
Track 9: „Westcoast": Tempo 92 bpm
Track 10: „Westcoast": Tempo 96 bpm
Track 11: „Funky Keys": Tempo 110 bpm
Track 12: „Funky Keys": Tempo 114 bpm
Track 13: „Funky Keys": Tempo 118 bpm
Track 14: „Chicken": Tempo 140 bpm
Track 15: „Chicken": Tempo 144 bpm
Track 16: „Chicken": Tempo 148 bpm
Track 17: „Westcoast": Tempo 96 bpm – ½ bar gap
Track 18: „Westcoast": Tempo 96 bpm – 1 bar gap
Track 19: „Westcoast": Tempo 96 bpm – 2 bars gap
Track 20: „Funky Keys": Tempo 110 bpm – ½ bar gap
Track 21: „Funky Keys": Tempo 110 bpm – 1 bar gap
Track 22: „Funky Keys": Tempo 110 bpm – 2 bars gap
Track 23: „Chicken": Tempo 140 bpm – ½ bar gap
Track 24: „Chicken": Tempo 140 bpm – 1 bar gap
Track 25: „Chicken": Tempo 140 bpm – 2 bars gap

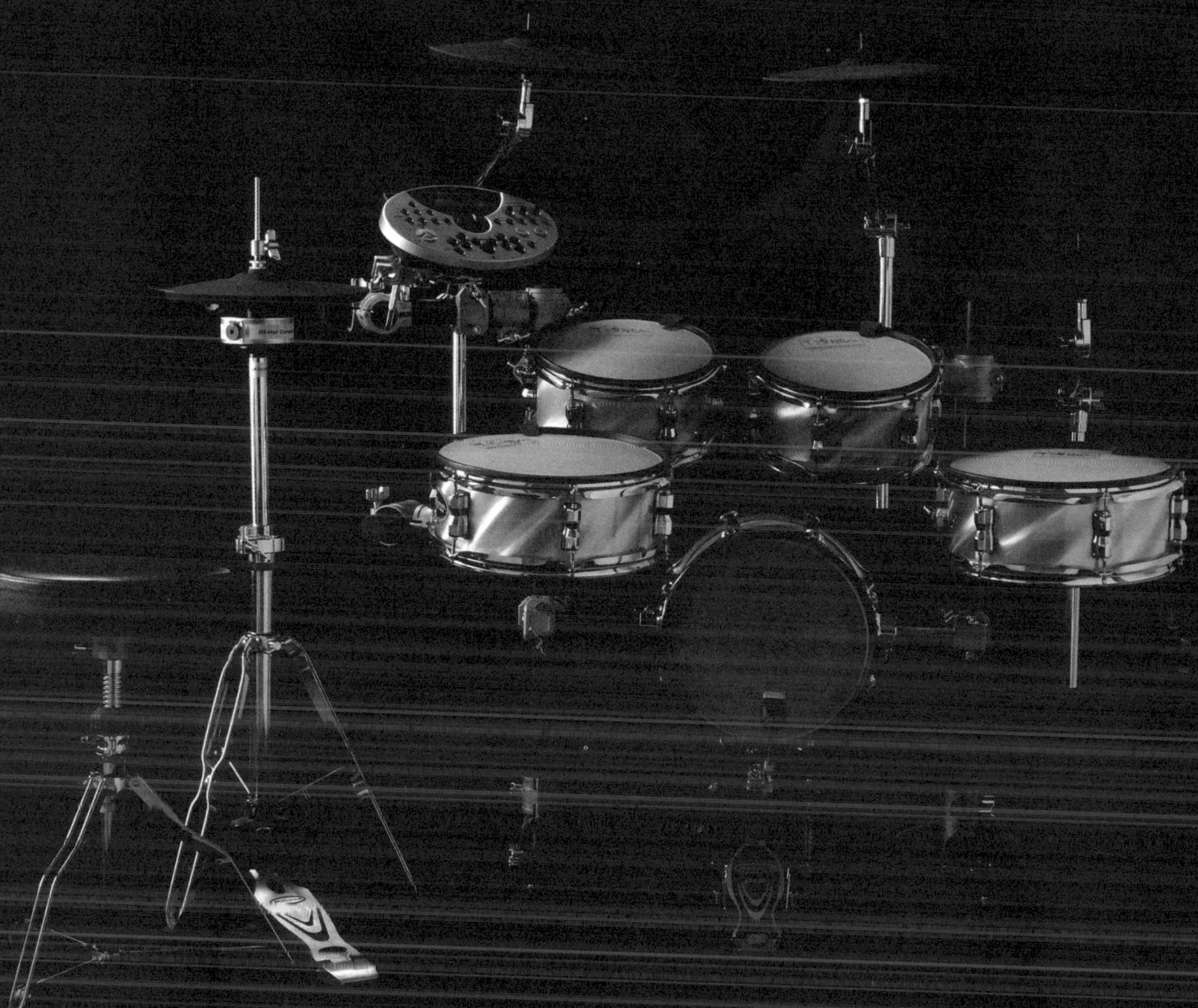